ナースのための
マナー&接遇術

看護のこころとセンスを磨く

関根健夫・杉山真知子 著

中央法規

まえがき

　本書を手に取ったナースの皆さんは、看護の道に生きることを志した、心の優しさや思いやりを豊かに持っている方々です。また、その気持ちを社会に活かすために、看護という職業を選んだ方々なのだと思います。まずは、そのお気持ちに敬意を表し、心からエールを送りたいと思います。

　ところで、優しさや思いやりを他人に伝えることは、簡単なようで大変に難しいことだと思いませんか？　こちらには思いやりの気持ちが十分にあっても、人にわかってもらえず残念な思いをしたり、一所懸命やっているつもりでも、他人から苦情や恨みごとを言われたりすることはないでしょうか？

　なぜわかってもらえないのでしょう。こちらの心を理解してもらうには、いったいどうしたらよいのでしょうか？

　この答えは、実はとてもシンプルなことです。周囲の人にあなたの思いやりや優しさといった心を理解してもらうには、あなたの普段からの「言葉」や「行動」を通して理解してもらうほかないのです。

　何も話さずに黙っていたり、人を傷つけるような話し方や不親切な行いをしていては、「自分はそんなつもりはない」などと言っても、周囲の人はあなたを理解してはくれないでしょう。そのくせ、「私のことを理解してくれないのは、周囲の人が悪いからだ」などと言っていては、理解どころかいずれ信頼も失いかねません。また、いくら優しい言葉や美辞麗句を並べても、行動が冷たければ、優しさは伝わりませんし、黙って行動してもそれが他人に気づかれなければ、誰にも理解されることはないでしょう。当たり前ですが、話すことと行動が一致しなければ、「あの人は言っていることとやっていることが違う」と、かえって不信感が生じかねないのです。

　私たちは、人の優しさに満ちた言葉や話し方、立ち居振る舞いや行動を見て、「あの人は心の優しい人だ」と実感します。ですから、優しさや思いやりは、実際に「言葉」と「行動」に表すことがとても大切なのです。

　そのためにも、話し方やマナー・接遇術をしっかりと身につけて、普段からそれらを実践していくことが大切です。本書で解説するマナー・接遇術を実践

することで、誰からも好かれ、信頼される、そしてセンスのよいナースになるための第一歩となるでしょう。

　本書は、ナースの皆さんにセンスのよいマナーや接遇術、話し方を身につけていただき、それらを積極的に表現していくことをすすめています。そうでなければ、なかなか他人にこちらの心を理解してもらえない以上、これは当然のことなのですが、実はそれだけでは足りません。

「惻隠の情」という言葉をご存知ですか？
　表に出さず、心を静かに、心の奥底から他人の気持ちを哀れむ。そんな心の働きを「惻隠の情」といいます。
　「哀れむ」という言葉は、単に可哀そうだという意味ではありません。他人とのコミュニケーションにおいて「どうしたのかな」「何かあったのかな」「今ここで、自分に何ができるかな」と考えることで、これはまさに心配りです。
　口に出し、行動することでこちらの心を理解してもらうことが大切なことは確かですが、一方で口に出した言葉や行動、マナーだけで、その人の心のすべてを表すことはできません。ですから、表には出ないけれど、心を静かに、心の奥底から他人の気持ちを哀れむ、といった思いも常に心に残しておくことも大切なことです。
　ぜひとも看護という仕事には、現代人が忘れかけつつある「惻隠の情」を持って取り組んでほしいのです。それが病気を抱える患者さんの療養生活を本当の意味で支える心へとつながるはずです。
　マナーや接遇術は、いくら磨いても完璧ということはありません。それを活かす看護の心も磨いて、素敵なナースを目指してください。

　看護という職業を選んだ皆さんが、患者さんをはじめとする周囲の人たちに素晴らしい影響を与え、皆さん自身が豊かな人生を送られることを願っております。

平成24年盛夏

関　根　健　夫

contents

まえがき

第1章　ナースの心を養う

1　社会環境の変化とマナー …………………………………………… 10
2　社会環境の変化と接遇・マナー …………………………………… 12
3　マナーはルールではない …………………………………………… 14
4　ナースに求められるマナー ………………………………………… 16
5　畏敬の念を持つ ……………………………………………………… 18
6　美しく生きるために ………………………………………………… 20
7　自分を躾けるということ …………………………………………… 22
8　自分をよりよく活かすために ……………………………………… 24
9　ナースの心が看護を支える ………………………………………… 26

第2章　ナースが身につけておきたい基本マナーと接遇

1　挨拶のマナー（1）先に声をかけるほうがよい …………………… 30
2　挨拶のマナー（2）声かけは明るく元気に「ニッコリ、ハッキリ、ハイ！ オアシス」… 32
3　挨拶のマナー（3）返事はすぐに返すのが基本 …………………… 34
4　礼（お辞儀）の仕方 ………………………………………………… 36
5　立ち方のマナー ……………………………………………………… 38
6　歩き方のマナー ……………………………………………………… 40
7　身だしなみのマナー ………………………………………………… 42
8　服装・靴・髪型 ……………………………………………………… 44
9　人を案内するときのマナー ………………………………………… 46
10　ドアの開閉のマナー ………………………………………………… 48
11　人を紹介する際のマナー …………………………………………… 50
12　名刺を扱う際のマナー（1）名刺は自分の顔と心得る …………… 52
13　名刺を扱う際のマナー（2）名刺交換は同時交換が基本 ………… 54
14　応接室などの席順のマナー ………………………………………… 56
15　お茶の出し方 ………………………………………………………… 58

第3章　ナースだからこそ必要なマナーと接遇

1. ナースは見上げられている ……………………………………………… 62
2. ナースのイメージを崩さない ……………………………………………… 64
3. 物品を渡すときのマナー ……………………………………………… 66
4. 物品使用後のマナー（1）物品の使用は後に使う人の気持ちを考えて …… 68
5. 物品使用後のマナー（2）普段から公私を問わない心遣いが大切 …… 70
6. ベッドサイドでのマナー ……………………………………………… 72
7. 患者さんへのマナー・接遇（1）入院患者には日課や今後の見通しを示す …… 74
8. 患者さんへのマナー・接遇（2）ナースコールなどは使って覚えてもらう …… 76
9. 患者さんへのマナー・接遇（3）点滴は見通しとその意味を伝える …… 78
10. 患者さんへのマナー・接遇（4）待たせるときは理由と方法を伝える …… 80
11. 患者さんへのマナー・接遇（5）信頼されるナースのものの言い方 …… 82
12. 患者さんへのマナー・接遇（6）病室のドアにもノックは必要 …… 84
13. 患者さんの環境整備への配慮（1）室温・カーテン・花瓶 …… 86
14. 患者さんの環境整備への配慮（2）リネン・食器 …… 88
15. 食事前後の心配り ……………………………………………… 90
16. プライバシーへの配慮を ……………………………………………… 92
17. 受付、外来でのマナー ……………………………………………… 94
18. 同僚ナースへのマナー（1）人間関係を円滑にするには？ …… 96
19. 同僚ナースへのマナー（2）仕事を休むときにもマナーがある …… 98
20. 在宅医療でのマナー ……………………………………………… 100
21. 会話中のマナー ……………………………………………… 102
22. 最後の挨拶はていねいに ……………………………………………… 104
23. これから必要とされるマナー（1）個人情報の口外に注意 …… 106
24. これから必要とされるマナー（2）患者「様」でいいのか？ …… 108
25. これから必要とされるマナー（3）困った人々への対応 …… 110

第4章　コミュニケーションスキルを身につけよう

1. 発声の基本 ……………………………………………… 114
2. 敬語の基本（1）身内か外部かで判断 …… 116
3. 敬語の基本（2）「言い終わり」にポイントがある …… 118

4	コミュニケーションの基本（1）人の呼び方、自分の呼び方	120
5	コミュニケーションの基本（2）マジックフレーズを使う	122
6	コミュニケーションの基本（3）他人への関心を示す	124
7	聞き方の基本（1）聞くことの大切さ	126
8	聞き方の基本（2）あいづちの活用	128
9	聞き方の基本（3）質問することで人間関係ができる	130
10	報告の基本（1）ホウレンソウの大切さ	132
11	報告の基本（2）報告は信頼の始まり	134
12	メモを活用する習慣をつける	136
13	話し方の基本（1）上向きに話す	138
14	話し方の基本（2）同じ向きで話す	140
15	話し方の基本（3）前向きに話す	142
16	話し方の基本（4）依頼型で話す〜命令的に聞こえないように〜	144
17	話し方の基本（5）できないことよりできることを強調する	146
18	話し方の基本（6）専門用語に注意する	148
19	話し方の基本（7）説明には理由をつけ加える	150
20	話し方の基本（8）説明には「念のために」をつけ加える知恵を	152
21	一歩上の会話のスキル（1）世間話から情報を得る	154
22	一歩上の会話のスキル（2）社会人としての視野を広げる	156
23	一歩上の会話のスキル（3）患者さん、ご家族、見舞客とのラポールを	158
24	一歩上の会話のスキル（4）人を褒めるポイント	160
25	一歩上の会話のスキル（5）人に注意するポイント	162
26	クレームを生まないコツ（1）人の長所、共感点を探す	164
27	クレームを生まないコツ（2）会話で使ってはいけない言葉	166
28	クレームを生まないコツ（3）わかりやすい話をするために	168
29	クレームを生まないコツ（4）スマートでムダのない話をするためのコツ	170

第5章　事例で学ぶ上級マナーと接遇術

- ケース1　面会終了の警告 …… 174
- ケース2　不安を抱える入院患者 …… 178
- ケース3　訴えの多い患者さん …… 182
- ケース4　訪問看護で物品を壊した？ …… 186
- ケース5　ナースの会話から噂話を疑われた …… 190
- ケース6　面会人に応対する …… 194
- ケース7　お客さまから名刺を出された …… 198
- ケース8　忙しいときに電話がかかってきた …… 202
- ケース9　友人からプレゼントをもらった …… 206

第6章　電話・手紙・メールのマナー

1. 電話のマナーの苦手意識を変えよう …… 210
2. 電話に出るときのマナー …… 212
3. 電話を取り次ぐときのマナー …… 214
4. 取り次ぎができないときのマナー …… 218
5. 電話をかけるときのマナー …… 224
6. 携帯電話のマナー …… 228
7. 電話での会話の注意点 …… 232
8. メールのマナー …… 234
9. メールの書き方 …… 236
10. 手紙の書き方 …… 240
11. 手紙にまつわるマナー …… 246
12. 祝儀、不祝儀のマナー …… 248
13. プレゼントのマナー …… 250
14. お返しのマナー …… 252

索引
著者プロフィール

column

- しないことの大切さ／**23**
- 「いい具合にタクシーが来ましたよ」／**28**
- 座り方のマナー／**39**
- 目立たぬ汚れに注意する／**63**
- 父親を看取ったときの話／**119**
- 新人はつらいけれど……／**167**
- ５Ｗ１Ｈ→５Ｗ２Ｈ／**171**
- たばこは吸わないことがマナー／**185**
- オーバーリアクションを心がける／**189**
- 返事に「なるほど」？／**193**
- 備品は使ったら元に戻す／**201**
- 電話を静かに切るには／**223**
- たった一人の応対が……／**231**
- ミスの原因はどこにある？／**239**
- 逆質問「〜と、おっしゃいますと？」／**245**
- それがわかれば……／**254**

本書の主な登場人物

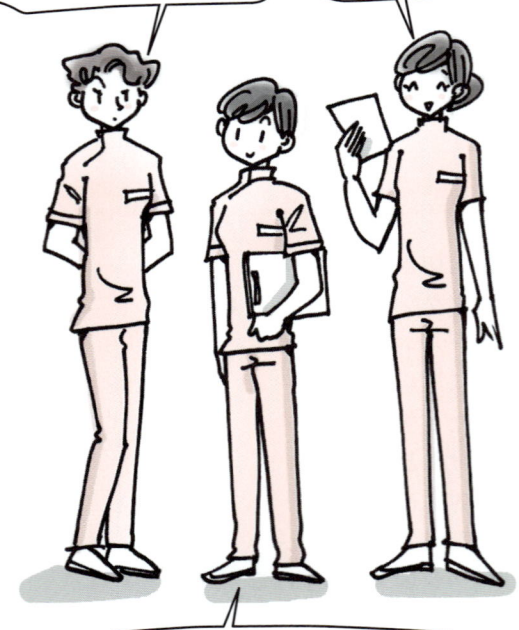

ベテランナースの冷子さん
いつもキビキビして仕事はできるけど
ちょっと冷たい印象の先輩ナース。

ベテランナースの優子さん
いつも明るくニコニコ。
患者さんや周囲への気遣い、
心配りのできる素敵な先輩ナース。

新人ナースのこころさん
慣れないことばかりでドジも多い。
先輩の優子さんに憧れていて、
早く一人前になりたいと思っている。

第1章

ナースの心を養う

1

社会環境の変化とマナー
新たな価値が生まれている

医療を取り巻く環境が変わってきた

　現代は豊かな社会です。人それぞれに、また時と場合によってはさまざまな問題もあるでしょうが、基本的に豊かであることは確かなことでしょう。

　多くの方々は、体調が悪ければ病院やかかりつけの医院に行くことができます。しかも、家の周囲には複数の医療機関があり、自由に選ぶことができるでしょう。少なくとも都市部では、それが可能な地域は多いと思います。選べるわけですから、患者さんは気に入った、信頼できる医療機関に受診して、そうでない医療機関へは行かないでしょう。

　選べるということは素晴らしいことです。そのため、医療機関は患者さんから選ばれるために、よりよい医療、よりよいサービスを導入すべく努力をします。これはある意味での競争です。お互いが努力を重ねることで医療やサービスの質が上がるわけです。その結果、その地域に素晴らしい医療機関が増えることになるわけです。すると、患者さんはさらに質のよいサービスを選べることになるのです。このように、**豊かさが新たな価値を生じさせる**わけです。もちろん、農村部や離島など医療機関を選べない地域も存在します。しかし、社会環境の変化から医療機関に対して「こうだったらいいのに」「もっと親切にしてほしい」といったニーズは、無意識的にも増大しているはずなのです。

社会が変わっても変わらないこと

　社会が豊かになり、患者さんが医療機関を選べる環境になっても、変わらないことがあります。それは**人の心**です。私たちの仕事、医療の対象は「人」です。人は心を持った動物で、心も含めての人なのです。たとえ、最新の設備や技術をもって病気を治癒することができても、その人が生き生きと生きる力、つまり「心」を取り戻すことができなければ、それは本当の意味での医療、看

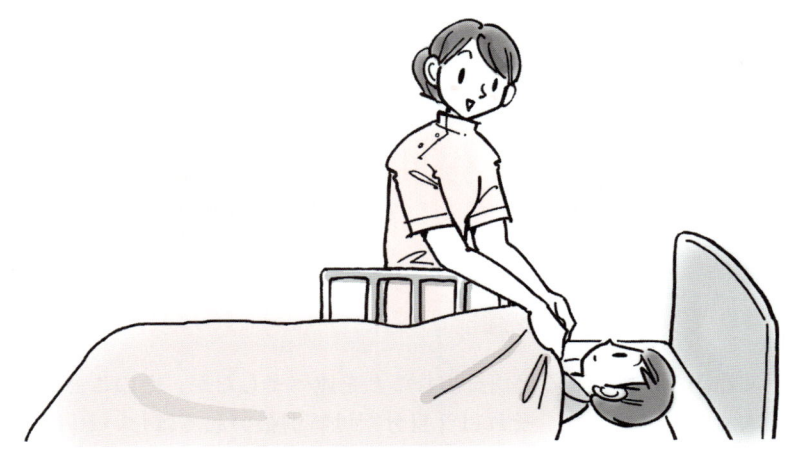

護にはならないのではないでしょうか。医療の現場にいる皆さんには、人の心に相対していることを忘れないでいただきたいのです。医療・看護には、人に希望を与える力、人の気持ちを動かす力が備わっていてほしいのです。

本書はカウンセリングやメンタリングを解説するものではありませんが、そのことを基本に据えて読んでいただきたいと思います。

人の心を動かすのは理屈ではありません。人の心を動かすのは人の心なのです。人の感情を豊かにするのは人の温かい感情です。では、こちらの温かい感情を伝えるにはどうしたらよいのでしょうか。それは、その**温かい感情を言葉や態度に表す**ことです。

筆者はそれを表すのがマナーや心配りに満ちた話し方なのだと考えます。勘違いしてほしくないのですが、マナーはルールではありません。ですから、マナーは必ず守らなければいけないものではありません。だからこそ、洗練されたマナーや心配りには人の気持ちや真心が込もり、ときに人を感動させるのだと思います。やるべきことをやる、言うべきことを言う、こうしたことはもちろん大切ですが、そのことに加えて**温かい感情や気持ちを表すことの価値**について考えていただきたいのです。

> **ポイント**
> 社会環境が変わっても人の心は不変
> マナーはルールではないからこそ人の心を動かす

社会環境の変化と接遇・マナー
感じがよい対応は当たり前？

豊かさによる価値の変化から意識の変化へ

　前項で豊かさがさらなる価値を生むことを述べましたが、そのことは患者意識の増大も生んでいます。それは「自分だけ特別扱いしてほしい」「医者は治して当然」といった意識、考え方です。これらはいわゆるモンスターペイシェントにも通ずる考えです（p.110参照）。しかし、こうした意識の変化があっても、いやあるからこそ、心に響く接遇・マナーが生きてくるのです。

感じがよいのは当たり前

　意識の変化という面でとらえると、現代社会では、多くの場面で感じのよい応対が多くなりました。かつてはデパートの店員さんの「接遇」や「マナー」がよいなどと言われていました。最近は、例えば、スーパーマーケットやコンビニエンスストアの店員もきちんと挨拶をしますし、釣り銭の受け渡しに関しては多くの店員がお札を両手で渡し、コインはもう一方の手を添えて落ちないようにと配慮してくれます。

　鉄道の駅員も車掌も親切な対応をしてくれます。新幹線などの車内検札では、差し出した切符にスタンプを押し、切符を揃えてこちらに向けて返してくれます。かつてあまり評判のよくなかったお役所の窓口も、今では民間に劣らないほど親切になりました。総じていえば、どんな職業の対応も決して悪くはありません。つまり、意識の変化に対応したように、現代社会では**ある程度の接遇・マナーは、できて当たり前**なのです。

自分を磨き、人格を高めるもの

　形だけの接遇ができていれば、それほど不快な思いはしません。しかし、そうした形式だけの接遇に感動したり豊かな気持ちになったりはしないものです。マニュアルどおりの言葉遣い、マニュアルどおりの動作方法、それらはただそれだけのこと、マニュアルでしかないのです。

　先述したように現代社会では、動作方法、立ち居振る舞いといった接遇は、ある程度できて当たり前です。しかし、人の心に働きかけるナースの役割を考えれば、できて当たり前の接遇・マナーに**温かい感情を込める**ことを意識したいものです。どんなに社会や意識が変わっても根底にある人の気持ちは不変なのです。同じ動作でもそこに言葉が加わり、表情やしぐさが加わり、気持ちが込もってこそ、人の気持ちを豊かにすることにつながるのだと思います。

　「接遇」という言葉ですが、これは接して遇すること。つまり、人を迎えたときにおもてなしをするといった意味です。おもてなしとは気持ちを込めることを表す言葉です。本書においては、**接遇とは心を込めることであり、込めた心を表す**ことだと考えます。そういう意味で、「接遇」と「マナー」とは同じ概念を持った言葉です。

　また、接遇やマナーを他人とのコミュニケーションを通して具体的に表現すること、コミュニケーションを通してそれらを深めていくこと、そうした高度なコミュニケーションを通して、自分自身が磨かれていきます。つまり接遇やマナーは私たちの人格を高めてくれる概念といえるでしょう。

　本書を読むことでマナーについて考え、マナーについて学び、それを実践し深めていくことで、ナースとしての美しい心を養ってください。それが、ひいては人としての幸せや心を豊かにすることまで学ぶことになるはずです。

> **ポイント**
> 基本的な接遇・マナーはできて当たり前
> 言葉や行動に心を込めることが大切

マナーはルールではない
マナーとはいったい何だろう？

ルールは社会の最低限の決まり

　「ルール」というと一般的には「決まり」です。世の中にはさまざまなルールがあるものです。日本は法律という「決まり」に則った法治国家である、などと大きな話を持ち出さなくても、**私たちの社会はルールによって成り立っている**ということは言うまでもないことです。

　やさしい例をあげます。医療機関では受付時間、診察時間、さらに皆さんの勤務時間もルールで決められています。職員が好き勝手な時刻に出勤して、各自の都合で勝手に帰ってしまっては、仕事が成り立ちません。遅刻を繰り返すことがあれば、上司から注意を受けますし、それでもルールに従わなければ、ときには退職を求められることにもなるでしょう。これはある意味で当然のことですね。

　ルールは社会の最低限の決まり、いわば社会の骨格、骨組みです。例えば、患者さんはルールがあることで、一日の予定を立てて医療機関を受診することができるわけです。受付時間が〇時から〇時までとルールで決まっているからこそ、その時間に行けば診察してもらえるわけですから安心して受診できるわけです。診察を受け付けてくれるかどうか、行ってみなければわからないということであれば不便極まりないでしょう。そんないい加減な対応では、医療機関としての信頼もなにもありません。

　あるいは、交通ルールもそうです。自動車は左側通行、歩行者は右側通行です。これは交通法規に則ったルールです。ルールを無視して自動車が右側を走ったりしたら、間違いなく交通事故が起きるでしょう。ほかにも、赤信号では止まる、横断歩道では歩行者優先など数えればきりがありません。社会はこうしたルールによって成り立っているのです。

　ルールは決まりです。どのような人でもルールを守らなければ、時には社会から罰せられるのです。

マナーは人の心・社会を動かす潤滑油

　しかし、社会はルールだけで成り立っているわけではありません。「マナー」や「心配り」が社会をより円滑にしているのです。

　例えば、にこやかに挨拶をする、困っている人には声をかける、落ちているゴミは積極的に拾ってゴミ箱へ捨てる、など、自分に課せられた義務やルールではないけれど、自分以外の人やモノへの**心配りが社会をよりよく形成している**のです。

　いくらルールを守っているからといって、人にろくすっぽ挨拶をしない、常にムスッとしていて笑顔がない、呼んでも返事をしない、仕事をすればトラブルばかりを起こし、自分の最低限の仕事が終わったらさっさと帰ってしまう、他人の仕事は自分から手伝おうとしない、そんな人がいたら、その人がいるだけで職場の雰囲気が悪くなるでしょう。

　マナーはルールに上乗せする「心配り」であり、他人との良好なふれあい、良好なコミュニケーションを生み出す能力です。人の心に届き、人の心を動かすのがマナーですから、言い換えれば社会を円滑に動かしているのは、ルールの上に乗ったマナーだといえるでしょう。さらに突きつめると、人の心を豊かにし、**幸せを具現化する能力がマナー**だと筆者は確信しています。

　こうして考えると、ルールとは最低限の決まりです。もちろんルールも大切ですが、社会をよりよくしていく要素はマナー、心配りなのです。

> **ポイント**
> ルールを守り、マナーを上乗せすることで社会は円滑に回る
> 社会をよりよくするのは、マナーと心配り

4

ナースに求められるマナー
もう一つ上の対応をしよう

仕事は単にすればいいのか

　マナーは人の心を動かし、社会を円滑に動かす潤滑油だと述べましたが、ではナースとして求められるマナーとは何でしょうか？
　「仕事なのだから、やればいいのでしょ」「やるべきことをやっているのだから、文句はないでしょ」などと、理屈だけで仕事をする人は周囲にいませんか。もしいるとすれば、そういう人とは協力的な仕事がしにくいのだと思います。
　仕事を確実にこなし、その質を上げようとする人は、単に仕事のみを考えている人ではないはずです。仕事に関する意識のなかに、その時々で同僚や患者さん、その他の相手と良好なコミュニケーションを築こうとする気持ちがある人ではないでしょうか。コミュニケーションを良好にしようとする努力は、相手の立場を考えていることにつながります。その気持ちをもって精一杯のコミュニケーションをすることが、その人の印象をよいものに決定づけ、お互いの協力へとつながるでしょう。その結果、お互いの仕事がスムーズにはかどります。

よい仕事をするために

　皆さんが比較的小額な品物やどこにでも売っている物を売る仕事であるなら、感じのよい店員さんということだけでも、十分に通用すると思います。
　しかし、ナースの仕事においては病気の患者さんや悩みや不安を抱える患者さんを相手にする、通常とは違う状況でのコミュニケーションをとることになります。特に、入院期間が長い患者さんにとって、**病室やロビーは生活の場そのもの**であり、生活の場でのコミュニケーションになるわけです。表面を取り繕っただけのマナーや、単に感じがよいだけのコミュニケーションでは、そこで生活を送る相手の心に豊かさを残すことはできません。

まして、終末期の患者さんとのコミュニケーションでは、さらに深い心配りが必要なことは言うまでもありません。
　そういう意味でナースにとっては、単に感じがよいことは当たり前です。その上に立って、「もう一歩踏み込んだ」「深みのある」「心の込もった」「人間として大切な何かを伝えることができる」、そういった立ち居振る舞いや話し方、マナー、心配りというものについて考えてほしいのです。
　これらのことに、**こうすれば十分という終わりはありません**。社会一般の常識的なこと、規範的なことはありますので、本書で大いに学び、身につけていただきたいと思います。その上に何を積み上げるか、積み上げることができるか、それは皆さん**一人ひとりの人間性や努力、センスにかかっている**といってもいいでしょう。

ナースのマナーを磨くためにまず"心を整える"

　"心を整える"ということは、落ち着くこと、冷静になることなど、いろいろな意味があるものですが、ここでは、**人と人とのコミュニケーションを大切にすること**、と定義したいと思います。
　自分にとって嫌なことをされたらその人を恨む、それは誰にでもできることです。反対に、「なぜあんなことになったのだろうかと考える」「もう少しうまくいくコミュニケーションはなかったのだろうかと反省する」「良好なコミュニケーションを目指してやり直す勇気をもつ」、こういったことは意識しないと難しいものです。しかし、これらを意識して、ていねいなコミュニケーションを取ろうと努力することが、**人と人との間で心を整えることにつながるのだ**と思います。
　そして、人とのコミュニケーションを大切にすることから、単に感じのよいナースから「深みのある」「心配りのできる」ナースへと成長できることでしょう。マナーを磨く極意は、心を整えることにあるのです。

> **ポイント**
> 心を整え、人と人とのつながりを大切にする
> よい仕事をするために人間性やセンスを磨こう

5

畏敬の念を持つ
自分と相手は違うことを認める

他人を思いやる心

　他人とのコミュニケーションを大切にするということは、言い換えれば他人を思いやる心を大切にするということです。なぜなら、相手のことを考えることなしに良好なコミュニケーションは成り立たないからです。さらにいえば、他人を思いやる心はナースとしての美しい心のありようそのものではないでしょうか。こうして言葉にするのは簡単です。では具体的にどうすれば、他人を思いやる心を成長させることができるでしょうか。

他から学ぶ姿勢

　そのカギは**畏敬の念**という言葉にあります。
　畏敬の「畏」はおそれるという意味で、「敬」はうやまうという意味です。おそれることは、単に怖がることではありませんし、うやまうことは、偉い人の前で萎縮することではありません。畏敬の念とは、**自分以外の人に謙虚な気持ちでかかわり、相手を受け入れる**基本姿勢です。
　ここで大切な視点は、**自分と相手は違う**ということです。そのことを尊重することから畏敬の念が始まります。自分と相手は違うということの根本にあるのは、自分は知らないこともたくさんあり、経験することも限られている不完全な存在だということです。だから、「あなたは私にないものをたくさんもっているはずです」という考えです。だからこそ「あなたの話を聞かせてください」「私にないものを与えてください」ということになるのです。
　反対に、私たちは時として他人を「こうである」と決めつけることがあります。「あの人の言うことは大したことではないだろう」「子どもだからまともに取り合わなくてもいいだろう」などと、人の話に耳を貸さなかったりすることがあるものです。

また、「自分で努力してやりますから、あなたの協力は必要ありません」「余計なお世話です」などと、そのときのコミュニケーションすら放棄することがあります。人と人との基本的なかかわりのあり方として、はたしてそれでよいのでしょうか。

人はそれほど単純ではありません。仮にある面での情報が少なく、能力が劣っていたとしても、別の面で自分には及びもしない能力、人間性を必ずもっているものです。子どもだってそうです。その発言や行動から、大人が忘れていたものを気づかせてくれることがあります。

人間以外の例えば自然でも、それを受け入れることで、人間の存在のちっぽけさを感じさせてくれることがあります。時には、人間の驕（おご）りを反省させられることもあります。また、名も知らない草花が、生命の素晴らしさを感じさせてくれることがあります。

身の周りの出来事、他人の立場や考えなどを素直に受け入れようとする姿勢、自分以外のすべては、自分にはないものを持っているという**畏れ（畏敬の念）こそが人間的成長の原点**です。そのことを自覚したうえで、現実の人間関係をどのように形作っていくか、問題や出来事をどのように解決していくかを考えることが大切なのです。

これが畏敬の念です。万物に対する畏敬の念を持って人に接すれば、どんな相手であってもおのずとそのコミュニケーションは大切にされますし、相手を思いやる心が育まれていくでしょう。これが人に好かれたり、信頼されたり、あるいは人間として真に豊かに成長できる基本となります。これが本書で学ぶべきマナー、心配りのあり方の根源にあると考えていただきたいのです。

ポイント
他人への思いやりは他人と違うことを知ることから始まる
マナーを磨くには、万物に対する畏敬の念を持つことが大事

美しく生きるために
仕事は自分の喜びのために

人は人の間で生きている

　仕事は「仕事だから」というだけでしているのではありません。人生の時間の多くは仕事に費やされるわけですから、単に仕事としてするのではなく、やはり**人生そのものとして仕事をする**べきです。よく、こんなに大変な仕事をさせられるほど給料をもらっていない、などと嘆いている人がいます。確かに、社会には仕事に見合った給与水準といった概念がありますが、それはそれ、これはこれです。どのような仕事でも、嫌だけれどお金のためにやっているということでは、決して幸せにはなれないのではないかと思います。それをすることが楽しいから、それをすることが自分の幸せにつながるからこそ、**一生懸命に働く**というのでないとすれば、それは不幸なことです。

　少なくとも、看護という職業を選んだ皆さんは、患者さんをケアすることを通じてその患者さんに何かを与えようとしているのではないでしょうか。病気を治癒することにかかわり、生きる勇気と喜びを与えたい、健康への関心を高めたいなど、いろいろな考え方があることと思います。つまりは、人のために、他人の喜びのために働いているのではないでしょうか？

　もちろん、そのことが自分の生活のためにもなるのです。見方を変えて、「自分の喜びのために働く」「自分の喜びのために人に一生懸命にかかわる」ことを考えることが心を豊かにするのです。

雑用が雑用に思えるのは、本人のせい

　人は誰でも望んだ仕事や重要で大きな仕事をしたいと思うでしょう。時には、自分がこんな雑用をするのかと、恨めしくもなるかもしれません。しかし、重要で大きな仕事ほど細かな、そして多くの仕事から成り立っているものです。世の中に雑用という仕事はありません。もし、その仕事が雑用に思えるなら、

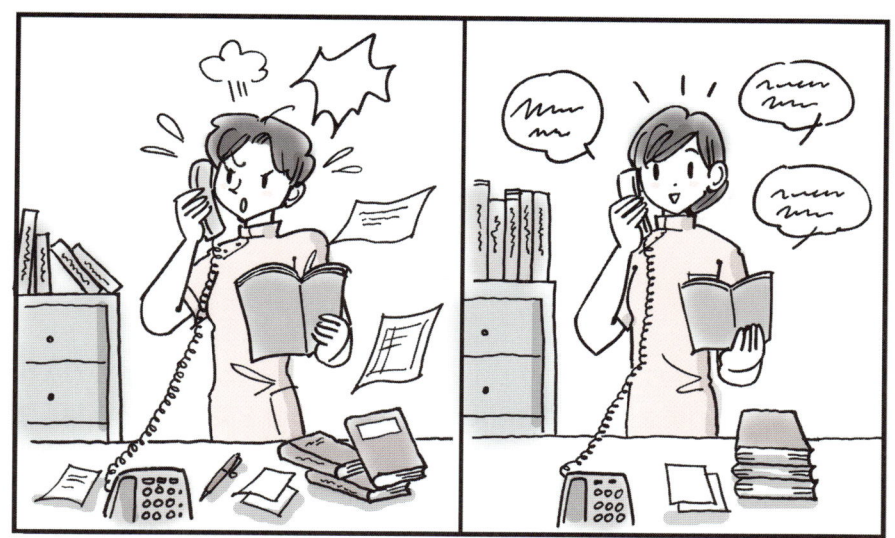

　それはその人がその仕事を雑用だと認識しているに過ぎないのです。
　仕事について、もう一ついえることがあります。それは、小さな仕事がきちんとできない人に、大きな仕事はできないということです。すべての仕事は誰かがやらなければならない、いわば必要な仕事であり、それを雑にする人に大切な仕事を任せるわけにはいかないということです。
　最近では、清拭や氷枕の交換などを看護師が直接行うことが少なくなったようです。しかし、もしそれをすることになったなら、それは患者さんとのコミュニケーションのチャンスととらえられないでしょうか。単なる清拭、氷枕の交換と考えず、それをチャンスと考え、患者さんと言葉を交わす、人間関係を深めるなどといったことを考えましょう。そこからもう１つの価値を引き出そうと考えるのです。
　美しく生きている人たちは、こうしたポジティブな考え方ができる人たちなのです。

> **ポイント**
> 雑用という仕事はない
> 仕事に価値を見出し美しく生きよう

自分を躾けるということ
美しくあることは自分に厳しくあること

自分を躾ける

　「躾ける」というと古い言葉のようですが、自分を高めること、豊かな人生を送るうえでこの概念は大切なことです。躾けるとは**身を美しくする**と書きます。自分自身を美しくすること、行動を美しくすることは、人として豊かな生活を望むためには大切なことなのです。

　さらに、美しくすることは厳しく（いつくしく）ということに関連があります。美しくするためには、**自分への厳しさが必要**なのです。

　マナーを守ることは、ルールに上乗せすることですから、自分の行動や立ち居振る舞いに厳しくすることです。それこそ自らを躾けなければ、洗練されたマナーを発揮することはできないでしょう。しかも、マナーはルールではないことを先に述べましたが、マナーは仮にそれを破っても、特にルール違反ではありませんから罰せられることはありません。しかし、だからこそ、自分に厳しくマナーを考える、守る、周囲に心を配ることが価値を持ち、それができる人は心根の美しい人として周囲から評価されるわけです。

真の美しさは立ち居振る舞いに表れる

　人間の真の美しさは人に対する立ち居振る舞いにこそ表れるといっても過言ではありません。何気ない振る舞いに、その人の優しさや気持ちの深さを感じさせられることは、現実によくあります。

　例えば、歩き方ひとつとってもそうです。歩き方からその人の気持ちや仕事にかける思いが感じられるものです。たかが歩き方と思われるかもしれませんが、背を丸くして疲れたように歩く人、靴音を立てながらバタバタと他人に迷惑をかけながら歩く人、背筋を伸ばして颯爽と歩く人、早足ながらも音を立てずに美しい姿で歩く人、いろいろな人がいるものです。歩き方にも、その人の

気持ちや仕事にかける思い、心配りが出ているといわざるを得ません。

お年寄りに電車の席を譲る場合に、相手に声をかけることをとても自然にスマートにできる人と、どこかぎこちない人がいるものです。譲られる側も同じことかもしれません。

マナーの本質は相手への思いやり、心配りです。自分勝手な考えではなく、常に自分を客観的に見ることができ、自分に厳しい人でありたいものです。

ポイント
美しさには自分への厳しさが必要
自分を躾けることで美しさにつなげよう

column

しないことの大切さ

豊かな生活をするためにはすべきことがたくさんあります。しかし、反対にこれだけはしないとかこれはやめておこうといった考え方も必要ではないでしょうか。

例えば、買い物に出かけたとき、これも欲しいあれも欲しいと何でも買ってしまっては、お金がなくなってしまいますね。では、カードを使って来月に支払えばいいとか、後で返せばいいからと借金までしていると、いつか取り返しのつかない状態に陥ってしまうことも少なくありません。そういう人は、どこかで"しない"ことをしなかったのではないでしょうか。

人は弱いものです。あれもしよう、これもしなければならないなどと思っていると、忙しいとき、疲れたときに1つくらいしなくてもいいかなどとつい怠けたくなるものです。自分を躾け、自分に厳しくするコツとして「遅刻はしない」「乱れた髪で外出しない」「廊下で人を追い越すとき、無言で抜き去ることはしない」など、何でもいいですから「○○はしない」という考え方をしてみましょう。このことも自分を躾けることになりますね。

8

自分をよりよく活かすために
いつもいい子でいる必要も自分を偽る必要もない

優しさは厳しさのなかにある

　ナースは、その業務を遂行するために、好かれないよりは、誰からも好かれるほうが仕事がはかどるでしょう。しかし、好かれるために患者さんを甘やかすようでは本末転倒です。患者さんに好かれることは、あくまで**看護の目的と相手の心を大切にするために必要**なのであり、看護の本質は患者さんに安全と安楽な看護を提供することです。

　優しいナースは数多くいます。看護の心を持ち、それを職業として選んだ皆さんですから、心の中に優しさを持ち得ないことはないわけです。しかし、真の優しさとは、看護の心を活かすことにあるのです。看護の心を活かすことは、患者さんや利用者にすべきことをする、言うべきことを言う、守るべき自分の信念を守る、患者さんに守るべきことを守らせる、こういったことです。

　ですから、何も自分の言い分を抑え、自分を偽ってまで他人に好かれることや他人の目を気にして媚びることは必要ありません。むしろ、自分をしっかりもち、他人にも自分にも厳しいくらいのほうが信頼につながるのです。

　自分に厳しいことが、真の優しさにつながるのです。

プロの仕事とは、事象の裏を読むことである

　プロとは、与えられた仕事について、責任を持ってそれを完遂することができる能力のある人です。しかし、そこにある仕事をただ間違いなく処理するということだけでは、プロとはいえません。

　どのような仕事でも、その仕事にはそれが必要とされる背景に事象があります。そしてその事象には、さらに原因や背景があります。次に与える影響、次につながる関連があります。つまり、事象の裏側です。裏というと、暗いイメージがあるかもしれませんが、よい意味での背景をあえてそう表現します。

仕事をするときに、その仕事を取り巻く事象の裏にまで気づき、**裏を読み、考えを巡らせ、次の段階に影響を与えてこそ、プロの仕事**といえるのです。人の命を預かる看護の仕事であれば、なおのことそのことが厳しく問われなければなりません。

　例えば、食事を残した患者さんがいたとします。そのようなとき、何も考えずに食器を片付けるか、この人は○○が嫌いなのだと思うか、食欲がないのは何か原因があるのかと考えるかでその後のケアも変わってきます。ひょっとしたら、食欲のない原因が何らかの前駆症状かもしれないわけです。もしそうだとしたら、患者さんはそのことを体調や行動で知っています。しかし、そのことを意味づけることはできません。つまり、何となくという感覚でしかないわけです。そういったことを、意味づけることができるのがプロなのです。

　どのような仕事でもそうです。例えば、スポーツでも、サッカーでもバレーボールでも、プロの試合は万が一の連続なわけです。対戦相手から自分が望んだところにボールが飛んでくることなど、まずあり得ません。その万に一つのケースに気づき、対処できることが、まさにプロとしての実力といえるのです。

　看護の場でも、その状況やその仕事が何事もなく終わったとしても、その視点を持ち続けることで、さらにより細かな観察力につながることは間違いのないことです。裏を読むことは、その看護師のその後の経験の蓄積、キャリアアップに大きく影響してきます。

　裏を読み、物事を考える基本視点は、次の3つです。この3つを考えることができるかどうかは、人間性にもかかわってくることです。もし、読者のみなさんに小さなお子さんがいらっしゃれば、この3つは親子のコミュニケーションにも活用できますね。

❶なぜ、こんなことが起こったのか？
❷なぜ、このタイミングで起こったのか？
❸このことが、この先どのように展開するか？

ポイント
優しさと厳しさは表裏一体
プロフェッショナルとして3つの視点で考えよう

ナースの心が看護を支える
自分と患者さんの豊かな人生のために

専門職は人の信頼がすべてである

　人は誰でも健康に生きていたい、病気やけがなどせずにいたいと思っているものです。端的にいえば、「できることなら病院には行きたくない」と思っているのです。出産は別として、病院に行く場合、大抵はその人にとって好ましい状況、幸せな状況ではなく、仕方なく来院するのです。

　しかし、別の観点で考えると、現実に医療機関を利用する人で、いやいや来る人は少数です。何とか診てください、早く診てください、早く治してください、などと切実な思いでやって来て、必死でこちらの対応を求めてきます。

　看護師は専門職です。専門職を必要とする人の気持ちのベースにあるのは信頼です。自分ではどうにもならない、手を下すことができないから、専門職の皆さんを必要としているのです。

　そのようなとき、こちらはどのような姿勢で臨むべきでしょうか。一言でいえば、**相手が一生懸命であればこちらも一生懸命になること、相手が必死であればこちらも必死になって対応すること**、これ以外にはないのです。もちろんこのことは、相手が取り乱していたら、こちらも取り乱せということではありません。誠心誠意をもって相手方の期待に応えること、いわば**"本気"という心を示す**のです。つまり、ナースの誠心誠意の心が、看護という専門職を支えているのです。

　人の気持ちはそれを相手に伝えることで、コミュニケーションとして成り立ちます。ナースの誠心誠意の心は、こちらの思いとしてきちんと伝えなければなりませんし、伝わらなければ意味がありません。その概念を生かすのが接遇・マナーなのです。

コミュニケーション能力が人生を方向づける

　自分の仕事だけをして後は知らんぷり、自分の思うことを聞き手のことを考えずに発言する、相手がたとえ傷ついても気にしない、このような姿勢で生活していては、まさに無責任です。その場をしのぐことができても、いつか周囲の人からは信頼をなくし、人間関係まで希薄になってしまいます。

　現実に自分以外の人のことを考えることができない人、人とのトラブルが起きると自分の正当性のみをアピールして反省しない人がいるものです。また、気持ちがあってもそれを表現しようとしない人、表現することが苦手だと躊躇する人もいます。いくら温かい人間性をもっていたとしても、それでは不幸なことといわざるを得ません。

　社会人として「責任ある立場で生活していくこと」とは、**人への影響に責任を持つこと**である、といっても過言ではありません。つまり、実態として他人とどのようなコミュニケーションを築くことができるかは、責任であり能力でもあるのです。

　人と人とがかかわる社会で、自分を創り、磨き、人への影響をプラスにし、誰とでも良好な人間関係をつくることは、日々の仕事を円滑に進めることにつながります。多くの人から好かれ、信頼され、活躍の場が広がることになります。

　そうした基本中の基本が、マナーなのです。次の観点で整理し、この先を読み進めていただきたいものです。

❶人間関係をよりよくするために
❷自分の思いをスムーズに伝えるために
❸相手への思いやりをより深めるために
❹自分の社会生活をよりよいものにするために

　マナーの考え方と方法を身につけているかどうかは、**その人の社会生活を方向づける**といっても過言ではないのです。

ポイント
ナースの誠心誠意の心が看護を支える
社会生活を豊かにするためにもマナーの基本を身につけよう

column

「いい具合にタクシーが来ましたよ」

　認知症のグループホームで管理者をしている友人の話です。

　入居者である老紳士の○○さん、体力もありかくしゃくとしています。彼は毎日夕方になると「では妻が家で待っていますから、これで失礼します」と大きな声で挨拶し、玄関をスタスタと出て行くのだそうです。

　職員は後を追い、頃合いを見て声をかけます。

職員　「あら、○○さん、お散歩ですか」
入居者「私はこれから家に帰ります」
職員　「あら、そうですか。いい具合に後ろからタクシーが来ましたよ（実は職員の車です）。○○さん、お家はどちらですか」
入居者「□□ですよ」
職員　「まぁ、あのタクシー、□□行と書いてありますよ（手書きで「□□行」と書いた紙がフロントガラスの内側に貼ってある）。ちょうどいいから乗って行きましょう」

　こうして、○○さんは車に乗ります。そこら辺を一回りして、ホームに戻り「はい、○○さん、お帰りなさい。着きましたよ」。○○さんは、何事もなかったようにホームに戻るのでした。毎日の夕方の出来事だそうです。

　職員の機転に感心するとともに、どこかのどかで、映画の一コマを見ているような気持ちにさせられました。この老紳士と奥様は、仲睦まじいご夫婦だったのでしょうね。

第**2**章

ナースが身につけて
おきたい基本マナーと接遇

挨拶のマナー (1)
先に声をかけるほうがよい

挨拶は人間関係を築く第一歩

　挨拶は、よりよい人間関係を築くための第一歩です。ところが、「挨拶をすること」は、あまりにも当たり前過ぎて「挨拶ぐらいしているわ」という意識はありませんか。しかし、**挨拶はただすればよいというものではありません**。ナースの皆さんばかりでなく、社会人にもなればその場その場に適した気持ちの込もった挨拶ができるかどうかが、その後の社会生活を決定づけるといっても過言ではありません。大げさではなく、挨拶を気持ちよくできる人と、そうでない人とでは、成長や結果、周囲の評価で差が開くものです。

　朝の「おはようございます」1つとっても、今日一日の仕事のスタートに「今日も一日よろしくお願いします」の気持ちが込められるべきです。また、夜勤明けの同僚ナースにかける「お疲れさま」の一言にも、「後のことは任せてね」という意味合いが含まれるでしょう。挨拶は、ただ漠然とするのではなく、そのときどきの**挨拶の意味を自覚して行うことが大切**なのです。意識すれば当然、その言い方や表情も変わってくるでしょう。

　このような、良好な人間関係と明るい触れ合いを意図した挨拶は、相手との間に親しみの心を通い合わせ、お互いの心を温かくし、すがすがしい気持ちにさせてくれます。

挨拶は先手必勝

　挨拶は誰に対しても**自分から先にすることが大切**です。職場であれば、患者さん、ご家族、利用者はもちろん、同僚、後輩、上司など、誰にでも自分から先に声をかけましょう。

　後輩から挨拶するのが当たり前、などと思ってはいませんか。先輩、後輩は関係ありません。誰でも先に声をかけられれば、間違いなく嬉しいものです。

挨拶したあなたに、親しみや好意を感じることでしょう。

　それだけではありません。医療施設や病院などでは、他の事業者もたくさん働いています。食堂、売店、清掃、警備、リネンなどにかかわる人たちです。同じ組織でなくても、相手を見かけたら躊躇せず、親しみを増すチャンスととらえ、挨拶の声かけをしましょう。挨拶したあなたに対してのみならず、その医療施設や病院に対するイメージが確実にアップするはずです。

挨拶の後に言葉を続ける

　こうした挨拶をさらに有効なコミュニケーションへと発展させるために、挨拶のあとに言葉を続けることを考えていきましょう。そもそも、挨拶は人間関係を築く第一歩のきっかけともいえるものです。

　朝の病室で「おはようございます」の挨拶もなしに入って行くナースはさすがにいないと思いますが、相手に対して次の言葉「夕べはよくお休みになれましたか」「ご気分はいかがですか」、さらに「はい、検温です」などと、挨拶の後に言葉を続けるよう意識しているでしょうか。

　実は、**挨拶の後にもう一言の言葉を続ける**ことが、良好なコミュニケーションを取るうえで重要なのです。例えば、患者さんとの温かい心の触れ合いをさらに深めていく、あるいは、その先の人間関係を深める会話につなげる、患者さんの情報を収集するための質問に移るなどです。

　いかがですか。これまでのあなたの挨拶を振り返ってみるといいですね。

> **ポイント**
> 挨拶の基本は先に声をかけること
> 後に言葉を続けることを意識しよう

挨拶のマナー（2）
声かけは明るく元気に「ニッコリ、ハッキリ、ハイ！ オアシス」

声美人になろう

　明るく生き生きとした響きのある声かけを心がけましょう。それには、次のポイントが欠かせません。第1に**明るい表情**、第2に**活気のある、明るい声**です。嬉しいときや、楽しいことがあったときには、自然とできているかもしれません。しかし、明るい表情や活気のある明るい声は、その場でいきなりつくろうとしてもなかなか難しいものです。それでも、私たちの周りには、「笑顔の明るい感じのいい人」と評価される人たちがいます。そうした、いつもニコニコして、明るく活気があり、周りを元気づけてくれるような人たちは、生まれつきではなく、日頃から仕事や物事に前向きに取り組んでいるからこそ自然にできることなのでしょう。

　あるナースの話です。仲のいい同僚ナースに「あなたのように、性格の明るい人は得よね」と言われ、思わず「ナースとして、そうありたいと努力してきたのよ」と答えたそうです。素敵な発言ですね。

　普段から「明るい表情」や「明るい声」が出せる人というのは、普段から上記のことを深く意識して人と接し、仕事に向かってきたからこその評価といえるでしょう。美人になろうと努力するのと同様に**声美人**を目指したいものです。

心を満たす言葉の基本「ニッコリ、ハッキリ、ハイ！オアシス」

　人と人が対話したり接したりする場合、そのときの言葉の基本は挨拶言葉といわれるものです。人と人との心を満たす心の潤滑材として、表のように語呂合せで覚えておきましょう。

　大切なことは、**いつでも、どこでも、誰にでも使う**ということです。どんな場面でもこだわりなく、誰に対しても"ハイ！オアシス"が使えてこそ、あな

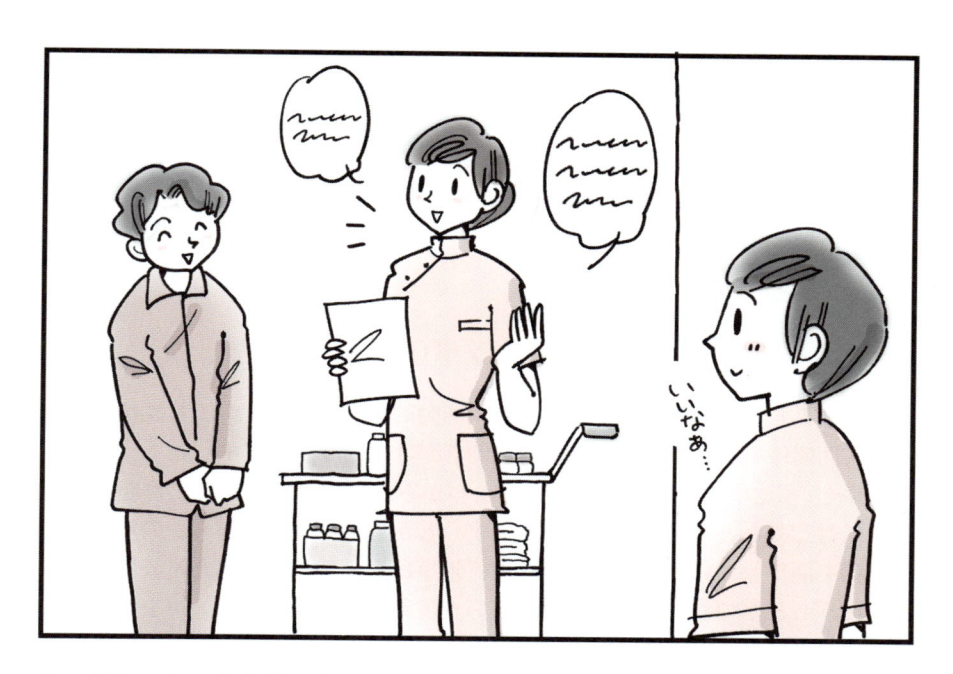

たの周りの人の心を満たすことにつながるのです。

【ニッコリ、ハッキリ、ハイ！オアシス】

> ニッコリ　明るい笑顔
> ハッキリ　活気あるハキハキした発音、発声
> ハイ！　　気持ちのいい返事
> オ　　　　「おはよう」の挨拶
> ア　　　　「ありがとう」の感謝の心
> シ　　　　「失礼します」の謙虚な心
> ス　　　　「すみません」の素直な心

ポイント
明るさ、感じよさは普段からの意識で生まれる
声美人を心がけよう

挨拶のマナー (3)
返事はすぐに返すのが基本

人間性は返事に出る

　挨拶はこちらからの働きかけであり、能動的な行為です。つまり挨拶は、良好な人間関係を築こうとする積極的な働きかけというわけです。

　しかし、「返事」はいつ声がかかるかわからない状況のなかで、声をかけた相手に対してとっさに対応するものです。しかも、相手方は何らかの用件、人間関係を期待しています。ある意味で、返事は人の気持ちに応える人間的な行為ということができます。**返事美人**という言葉をご存知ですか。声をかけた人は、相手方に何らかの感じのよい応対を期待しているからこそ声をかけるわけです。その期待に応える返事が、明るい響きをもって感じよく返されたら、声をかけた人はそれだけであなたの人間性を感じるでしょう。

感じのよい返事のポイント

　では、どう返事をすればよいのでしょう。具体的には、声をかけられたらすぐに、「ハイ！」と答えることです。明るい表情と活気のある、明るい声で、「ハイ！」と間をおかずに答えましょう。**打てば響く**という言葉がありますが、返事の仕方1つで、その人の人柄や性格、体調、仕事に向かう姿勢や熱意など、すべてが推し量られてしまいます。

　同じ「ハイ！」でも、間が空いてしまえば「聞いているのか」と思われるでしょうし、やる気がないと思われるかもしれません。ときには「無視された」などと誤解を受けるかもしれません。

　声をかけられたら感じのよい、張りのある返事とともに、すぐに顔を上げて相手を見ます。もし、どこから声をかけられたのかがわからなくても、顔を上げる行為が、仕事に向かうナース本来の積極的な気持ちを相手に伝えます。相手が患者さんやご家族であれば、感じのよい信頼できるナースとして心強く映

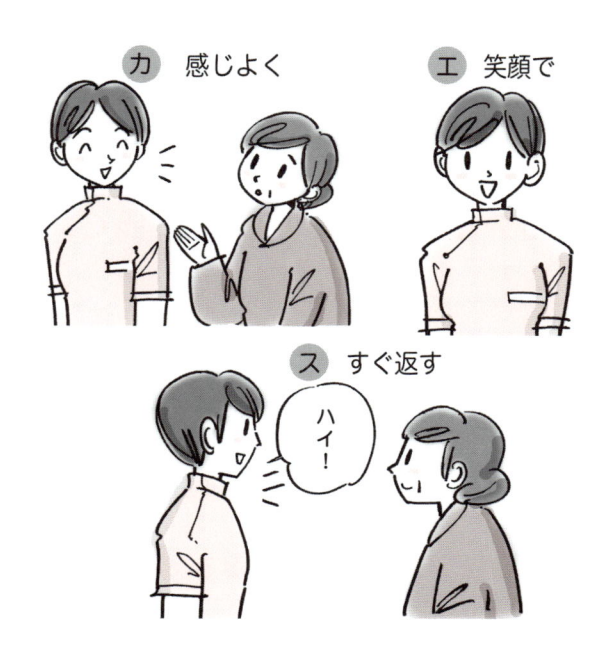

ることでしょう。

　もし、他の仕事で忙しいとき、作業中ですぐに対応できないときでも、とにかく「ハイ！」の声だけはすぐに発し、なるべく**速やかに対応**することです。

　感じのよい返事を返すポイントは、「カ・エ・ス」と覚えましょう。

①カ　感じよく
　声をかけられたら、感じよく返すことを第一に考えましょう。
②エ　笑顔で
　すぐに相手を見て、笑顔で答えましょう。
③ス　すぐに
　間をおかずに、すぐに声を発しましょう。

ポイント
声が美しい人は返事も美しい
打てば響く返事で信頼を得よう

礼（お辞儀）の仕方
魅力ある美しいお辞儀とは？

美しいお辞儀　4つのポイント

　相手によい印象を与える挨拶のポイントは、美しいお辞儀です。しかし、残念ながら心に残る美しいお辞儀には、なかなか出会えないのが現実です。**美しいお辞儀は皆さんの魅力を確実に上げるもの**です。ここでは、美しいお辞儀の仕方と、タイミングについて解説します。

1）第1のポイント　"頭を下げるとき腰から曲げる"
　頭を下げたときの視線は、自分の足元から1メートルくらい先に落とします。首はできるだけ曲げないようにします。首が曲がると頭だけがピョコンと下がり、軽々しい印象を与えるので気をつけましょう。

2）第2のポイント　"メリハリをつける"
　具体的には、5拍子で頭を下げるとメリハリがつきます。

❶背筋を伸ばし、胸を張ってまっすぐに立つ。目は相手をしっかりと、柔らかく見ること。大勢の前であればここで深呼吸を1回するとよい。あわてる必要は全くない。

❷次にゆっくりと頭を前に下げていく。このときのスピードが余裕につながっていく。相手にも柔らかい印象を与えることができる。

❸頭が下がったところで一度止める。ていねいさを表すのであれば、この止める時間を長くすればよい。

❹ゆっくり頭を上げる。

❺❶の状態に戻して、また背筋を伸ばし相手をしっかり、柔らかく見る。一拍おいてから次の動作や会話を始める。

3）第3のポイント　"お辞儀の3つの角度を使い分ける"
　お辞儀には、軽い会釈や普段のお辞儀、何か特別なお礼やお詫びなどの気持ちを表すお辞儀などがありますが、そのときどきで使い分けることが必要です。使い分けの基本が次の3つの角度です。

❶ 軽い会釈 →15度
❷ 普段のお辞儀 →30度
❸ 最敬礼 →45度

　角度についてはこだわる必要はありません。目安にして練習してみるといいでしょう。ここで重要なのは、3種類のメリハリをつけることです。

4）第4のポイント "明るい表情と明るい発声"

　先述しましたが、何と言っても**明るい表情と明るい発声**がポイントです。挨拶言葉を発する表情や声が暗かったら、よい印象を与えないでしょう。

お辞儀と挨拶のタイミング

　基本的にはお辞儀と挨拶のタイミングは別です。しかし、この間隔を開けると現実にはかなり不自然になる場合があります。また、下を向いたときに声を出すと、気持ちや音声が相手に届きにくくなることがありますから、声のタイミングを少し早めるとよいでしょう。

　例えば、このようなタイミングです。

❶「こんにちは、私は〇〇〇〇と申します」などと、相手の顔を見てはっきりと発音し、挨拶します。
❷ その後に続く「どうぞよろしくお願いいたします」を、「どうぞよろしく」のあたりは胸を張って明るく言い、「お願いいたします」のタイミングで、さっと頭を下げればよいでしょう。
❸ お辞儀の一番深いところで動作を止め、ゆっくり頭を上げれば、ていねいな印象が増すはずです。

> **ポイント**
> 礼は視線・メリハリ・角度・表情と発声を意識する
> お辞儀の意味を考えて3つの角度を使い分けよう

立ち方のマナー
立ち姿が凛としていること

立ち方のコツ

　立ち方にマナーなどあるのか、と思われるかもしれません。しかし、「だらーっとした姿勢」と「凛とした美しい立ち姿」では、周囲の人に与える影響が違います。それだけでその人の人柄や、仕事に対する姿勢を感じさせるものです。

　立ち方のコツは、「セ・メ・テ・アシ・フク・ヨイエガオ」 と覚えておき、常に自分で自分をチェックしましょう。

> ①セ→背　　背筋を伸ばします。このとき、天井から頭のてっぺんを糸で吊るされているようなイメージをもつのがコツです。
> ②メ→目　　視線を相手に向けます。
> ③テ→手　　手は指先まで伸ばし、自然に体の横につけるか前で組みます（スカートやズボンの縫い目に沿わせるとよい）
> ④アシ→足　両足はかかとをつけて揃えます。片方の足を斜めやや後ろに引いてもきれいに見えます。
> ⑤フク→服　服装を整えます。
> ⑥ヨイエガオ→笑顔　もちろん、よい笑顔は欠かせません。

立ち姿は自分にも影響する

　立ったときの姿勢は、自分にも影響します。気分が悪いことや、人との関係に悩むことがあります。そういったとき、不思議と人の立ち姿、歩く姿は視線が下に向き、背中も丸くなっていることが多いものです。そんなとき、先の「セ・メ・テ・アシ・フク・ヨイエガオ」を思い出してください。

　姿勢は、その人の気持ちを反映する一方、気持ちの持ち方、姿勢までも左右

するものです。嫌だな、つらいなと思ったときこそ、あえて背筋を伸ばし、胸を張って立ち、歩くようにします。不思議と自分の気持ちが変わるものです。

　さらに、立ち姿は健康にも影響するといいます。猫背が気になる人は、意識して背筋を伸ばすと、姿勢も治るそうです。筆者は医学の専門家ではありませんが、立ち姿が自分の意識や健康にも影響することを実感するときがあります。これも、1つのセルフコントロールの方法です。

> **ポイント**
> 立ち姿が美しいと、周囲にも自分にも好影響がある
> 美しい立ち姿を心がけてセルフコントロールに役立てよう

column

座り方のマナー

　座り方にもマナーがあります。実は「座る」という行為は、「立つこと」「歩くこと」と同様に日常の多くの時間を占める行為です。自分にも他人にもさまざまな影響を及ぼします。

　まず、座り方が悪いと姿勢が悪くなり、それ自体が疲れの原因になります。疲れることで思考能力の低下、作業効率の低下にもつながります。見た目にも美しく、清々しい座り方で、姿勢も美しく保ちたいものです。

　ここでは、**女性特有の美しい座り方**について紹介します。いすに座るときには、次の手順で行うとよいでしょう。

❶いすとの間隔を歩幅一歩ほど取り、両足を揃えて立ちます
❷手を軽く膝に置き、片足を引いて、ゆっくりと腰を下ろします
　これだけで、とてもきれいな腰の下ろし方ができます
❸腰かけた後、両足を一度揃えてから両足を自然に横に流します
❹このとき、内側になる足の土踏まずに外側の足のかかとを当てるのが決め手です
❺背はまっすぐに伸ばし、座席に背をもたれさせず、拳1つ分くらいを開けます

歩き方のマナー
歩く際には、身幅が基本

歩き方にも人柄が出る

　前項で立ち姿について触れましたが、歩き方にも同じことがいえるでしょう。ナースに限らず、美しい立ち居振る舞いや颯爽とした歩き方は、周囲の好感度がアップするばかりでなく、見た目にも爽やかです。歩き方には年齢が出やすい、とよくいわれます。歩き方を意識することで健康によく、いつまでも生き生きとしていられます。周囲にも、仕事に対する活力を感じさせることができるのです。

美しく歩くために

　まず、背筋をピンと伸ばし、顎を引き気味にしっかり立ちましょう。次に進行方向を見て、腕は軽く前後に振って足を進めます。**1本の線を挟むように足を進める**のが、美しく歩くためのコツです。その際、**足は身幅に運ぶ**ことです。大股では見苦しいし、あまりに小股ではチョコチョコと気忙しい感じがします。
　具体的に、美しい歩き方の特徴をあげてみましょう。

> ①背筋から首筋が伸びている。
> ②お腹が突き出ていない。
> ③膝を曲げず腰のあたりから足を運んでいる。
> ④かかとを上げず、足の裏を見せない。
> ⑤無駄な音がしない。
> ⑥リズムを感じる。
> ⑦手がダランとしていない。

　歩き方によっては耳障りな足音がします。自分では気がついていないことも

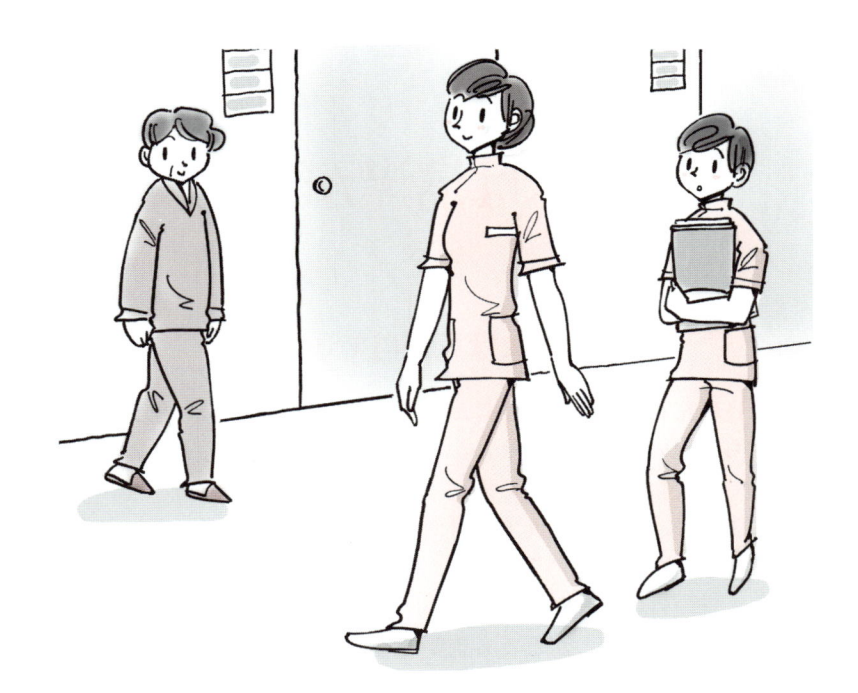

多いのですが、ズルズルと靴を引きずるような歩き方、ペタペタとスリッパを履いているかのような歩き方、ドタバタと音を立てる歩き方は、要注意です。

　とくに夜勤の場合は、周囲が静かなだけに足音が大きく響きます。急いでいるからといって、音を立てる歩き方をしたのでは、眠れずにいる患者さんや痛みのある患者さんなどから無神経なナースだと思われても仕方がないでしょう。足音を立てないようにするには、廊下の右または左（病院の規定に従う）の端を歩く、**靴からかかとを離さないで歩く**ように心がけることです。

　サンダルやバックベルトの靴は、避けたほうがよいでしょう。靴からかかとが離れやすく、脱げやすいので、非常時の対応にも不適切です。靴を選ぶときには、底の材質まで考慮するなど、ナースとしての心配りをしたいものです。

> **ポイント**
> １本の線を挟むように、まっすぐ身幅に歩くと美しい
> 歩くときは足音にも気をつけよう

歩く際には、身幅が基本

身だしなみのマナー
ナースは清潔が第一

第一印象は見た目で決まる

　人は見た目に左右されるということを耳にしますが、第一印象という意味では、あながち間違いではありません。コミュニケーションの初めは、顔や全体的な雰囲気で人は判断するものです。

　ナースに限らず、仕事の場面で初対面の人に会う機会は多いものですが、初めて会った相手にあなたがどう映るか、そのポイントは「見た目」といってよいでしょう。誰の目にも感じよく、よい印象を与えられるように、そのためにも身だしなみを整えることがとても重要です。初めて会った患者さんやご家族に「このナースなら、安心して看護を任せられそうだ」と思ってもらうためにも、身だしなみを整えることには大きな意味があるのです。

清潔感を第一に考える

　ナースに限らず、**身だしなみには清潔感が求められます**。ナースの場合、その象徴ともいわれる白衣は患者さんやご家族、利用者から注目を集めるものです。清潔感のある、爽やかな印象を与えられるよう心がけましょう。しかしながら、白衣は特に汚れが目立つものです。普段からシミや汚れ、ほころびをチェックし、いつもクリーニングしたてのような、清潔でしわのない白衣を着用するようにしましょう。靴の汚れも案外目立つものです。こまめにチェックしておきましょう。

　また、清潔さを印象づけるために、メイクアップやヘアスタイルにも気を配ります。メイクアップは、ナチュラルメイクが基本です。表情を明るく生き生きと見せるために、ファンデーションやアイシャドウの厚塗りは逆効果です。髪はフケが浮いていたり、きちんとブラシをあてていなかったりするのは論外です。長い髪はきちんとまとめましょう。前髪やサイドの髪も顔や目にかから

ないようにします。ヘアカラーは、白衣に似合うかどうか、清潔さが感じられるかどうかで、おのずと色味も決まってきます。下着の色なども白衣に透けないよう気をつけましょう。

　ナースに限らず、仕事の場で、強い香りの香水やコロンはNGです。では爽やかな香りならよいのでしょうか。香りの好みには好き好きがありますし、体調のすぐれない患者さんのことを考えれば、香水やコロンは控え目がよいでしょう。

仕事への効率性

　動きやすく、機能的であることは、ナースに限らず身だしなみの大切な要素です。白衣やユニフォームはそもそも機能的に作られていますが、それを着て仕事を効率的にこなすために、事前の心配りをどのくらいしているかということがポイントです。

　例えば、ヘアスタイルは、髪のことを気にせずに仕事に集中できるようにすべきです。髪を胸のあたりまで垂らしたり、肩にかかったりでは、髪が邪魔になって仕事に差し障りがあるでしょう。顔や目にかかる前髪やサイドの髪を、しょっちゅうかき上げているのも同様です。

　アクセサリー類、イヤリングやネックレス、ブレスレット、指輪なども、ナースとしての業務には邪魔以外の何物でもありません。爪を長く伸ばしてネイルエナメルを塗るのも論外です。何より爪で患者さんを傷つけるリスクがありますし、ネイルエナメルは、時に薬品との化学反応を起こす可能性もあります。

> **ポイント**
> 第一印象で清潔さを感じさせる
> 仕事の効率性も考えて、印象を整えよう

服装・靴・髪型
危機管理の視点を持つ

服装

　ナースとして仕事に就くときは、白衣やユニフォームを着用することがほとんどでしょう。白衣やユニフォームは、誰が着ても同じように見えると思われがちです。しかし、着る人の気持ちによって印象が全く違ってきます。患者さんの安全、安心を第一に、きびきびと効率的に動いている人からは、仕事に対する意識の高さもうかがえます。

　白衣のポケットにボールペンなどの筆記具を何本も入れている、などということはありませんか。一度自分の白衣姿を、**全身が映る鏡で点検してみる**といいですね。ボタンが取れたり、裾がほつれたりという事態には、携帯用裁縫セットをロッカーに用意しておけばあわてることはありません。

　また、通勤時の服装についても、白衣やユニフォームに着替えるのだからとはいえ、何でもいいというものではありません。患者さんやその家族、関係者から見られていないとも限りません。そうではなくても、医療施設の職員という目で見られていることを忘れないことです。こうしたことも崇高な職業に就いている者の**プライド**にしましょう。

　一般的には、ビジネスウェアの基本はスーツですが、ジャケットにスカートや機能的なパンツを組み合わせたものでもよいでしょう。シンプルでオーソドックスなデザイン、ベージュ、紺、グレーといった色が基本です。

靴は機敏に動きやすいものを選ぶ

　靴はまず履きやすく、歩きやすいことが第一です。機敏に動けるようなデザインの靴を選びましょう。滑りやすくないか、耳障りな音が出ないか、靴底の材質にも考慮しましょう。ミュールやサンダル、バックベルトの靴は、いざというときに靴が脱げやすく機敏に行動できない可能性があります。高いヒール

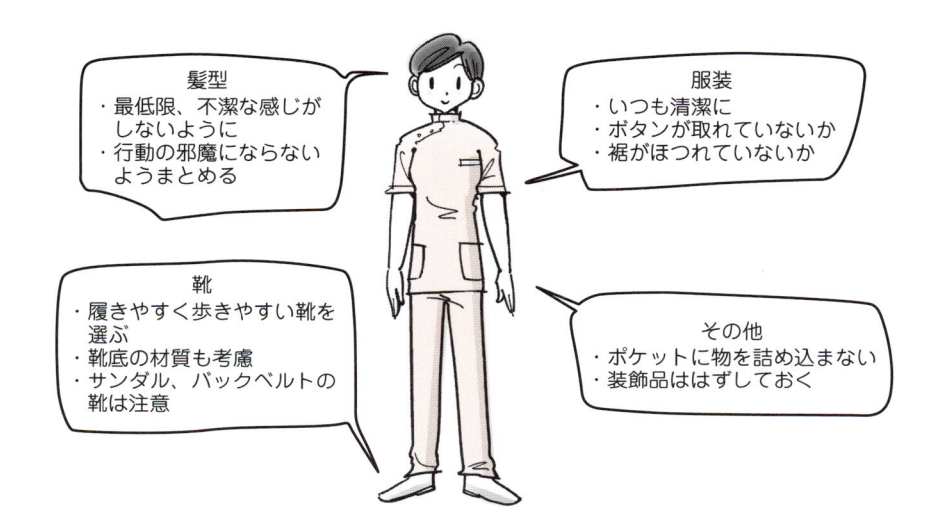

髪型
・最低限、不潔な感じがしないように
・行動の邪魔にならないようまとめる

服装
・いつも清潔に
・ボタンが取れていないか
・裾がほつれていないか

靴
・履きやすく歩きやすい靴を選ぶ
・靴底の材質も考慮
・サンダル、バックベルトの靴は注意

その他
・ポケットに物を詰め込まない
・装飾品ははずしておく

の靴も同様です。

万一の災害に備え、ロッカーにソックスやスニーカーなどを備えておくと、いざというときに役立つでしょう。

髪型

髪型で大切なことは、髪型のことを気にせずに仕事に集中できることです。「身だしなみのマナー」でも述べましたが、長い髪はまとめる、前髪やサイドの髪も顔や目にかからないようにするなど工夫しましょう。どんなときにも、髪の毛がとっさの行動の邪魔にならないように気をつけなければなりません。

ナースとして仕事に携わっているときに、患者さん、ご家族、利用者の目に自分がどう映っているか考えてみてください。髪型ひとつで、その人の仕事にかける思い、清潔な印象、いざというときに適切な行動ができるかどうか、その心構えができているかどうかがわかってしまうのです。

> **ポイント**
> いざというときに動きやすい服装、靴、髪型を心がける
> 身なりは危機管理の視点で考えよう

危機管理の視点を持つ

人を案内するときのマナー
不慣れな人を案内することを前提に

行き先を告げる

　ナースは、患者さんや来訪者を案内することが少なくありません。時には、その場所までお連れすることもあるでしょう。そのような場合、案内される側にとっては、どこに行くのかが不知なことが前提です。

　そこで、相手の不安を払拭するためにも、案内するときには、まずは「お待たせいたしました。ただ今より、○○室へご案内いたします。こちらへどうぞ」などと、**必ず行先を告げます**。どこに行くのかを告げることで、患者さんや家族が安心してついて行くことができるものです。

　また、案内の途中でも「この先を右に曲がります」「こちらの階段を上がって2階です」などと、そのつど少し手前で知らせます。案内される人にとっては、まごつかずにすむので、その配慮がありがたく感じられるでしょう。足元にも注意を払い、段差やスロープなども手前で知らせるようにします。

来訪者を先導する

　案内するときには、相手の歩き方に合わせて、相手にはできるだけ通路の中央寄りを歩いていただくように、左または右斜め2～3歩前を歩くようにします。このとき、相手の状態がわかるように、体を少しだけ相手の方に向けるようにします。

　案内される来訪者との間があまりにも開いてしまうと、さっさと先に行ってしまうような印象を与えてしまうので気をつけましょう。特に相手が患者さんや高齢者であれば、**歩く速度や足元にも十分な配慮が必要**です。

手の平を上にして方向を示す

　案内するときは、手で方向を示しながら声をかけます。まず、行き先を告げ「こちらへどうぞ」という呼びかけと同時に、方向を示します。

　その際、手はベルトの高さよりやや高い位置に出し、はっきりと示しましょう。先述したように、途中の曲がり角や階段、エレベーターなどでは、そのつど少し手前で「こちらを右に曲がります」「こちらから上にまいります」「こちらで3階に上がっていただきます」などと声をかけて、手で方向を指し示します。

　手を使うときには、手の平を上にして甲を見せないように、指を伸ばして、**指先まで気持ちを乗せる**ようにするのが美しく見えるコツです。

応接室では着席まで確認する

　応接室に入ったら、「どうぞこちらにおかけください」などと、来訪者を上座の席を示して、着席するまで案内することが大切です。相手がどこに座ったらいいかまごつくことがあっては、案内する者のマナーとしては不足です。また、お客さまが遠慮して下座に座ってしまっては、上司が出てきたときに席を替わってもらうことにもなりかねません。応接室の席順は、この後のページで詳しく説明していますので参考にしてください（p.56参照）。

　来訪者の着席を確認したら「ただいま……いたします。少々お待ちください」と一礼して部屋を出ます。長く待たせてしまうことが予想される場合には、およその待ち時間をお詫びとともに告げましょう。新聞や雑誌、パンフレットなどを持っていき「どうぞ、お読みください」などと案内してもよいでしょう。

ポイント
案内時は相手の不安をまず拭うことが大事
手の平を上にして方向をはっきり示そう

不慣れな人を案内することを前提に

10

ドアの開閉のマナー
先に入るか、後に入るか？

ドアが開く方向で部屋に入る順序が決まる

　案内するときには、案内する人がドアを開けて、**相手を先に通す**のがマナーです。ドアを開ける際、扉を引いて開けるドアの場合は、左開きのドア（ヒンジ（蝶番）が左側に付いているドア）でしたら、左手でノブ（取っ手）を引き、ドアの左側に立って相手を先に部屋の中に入れ、後から続いて部屋に入りドアを閉めます。そのとき、部屋に入ったらノブを右手で持ち替えるようにします。
　右開きのドア（蝶番が右側に付いているドア）の場合は、ドアは右手で開け、ドアの右側に立って相手を先に部屋の中に入れ、後から続いて部屋に入りドアを閉めます。ただし、押して入るドアの場合は、案内する人がドアを押して開け、自分が先に中に入り、ドアを押さえて大きく開けながら、部屋の中から相手を迎え入れるようにします。ドアのノブをどちらの手で持つか、とっさに判断するには、ドアの蝶番に注目してください。蝶番が左にあれば左手で、右にあれば右手で持ちます。このときさらにノブを両手で持つくらいの気持ちでいるとていねいに見えます。開けたドアは、たとえドアクローザーがついていて自動で閉まるものであっても、手を添えて閉めましょう。

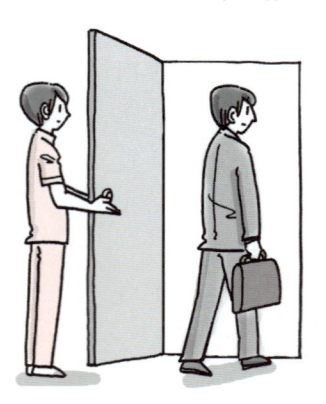

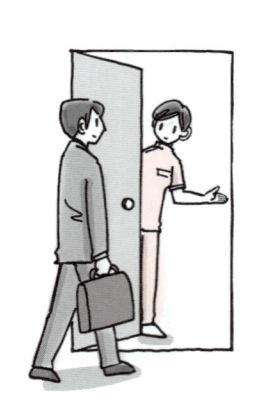

ドアの開閉 10 cmの心配り

　ドアを開けるときのマナーとして、まずはノックをしましょう。原則として**プライバシーの高い部屋に入る際にはノックが必要**です。ノックの仕方に決まりはありませんが、一般的には２回でよいでしょう（p.84 参照）。３回と決めている人もいるようですが、それは自由です。

　次にドアを開けますが、向こう側の状況を考えて、最初の 10 cmほどはゆっくり開けるとていねいです。10 cmほどのところで一旦止めることで、中の様子がわかります。また、そのタイミングで「失礼いたします」などと言うと、中の人もこちらの様子がわかるものです。

　10 cmの原則は、閉める場合も同じです。最後をゆっくり閉めることで、バタンといった音を防ぐことができ、センスや心配りが感じられますね。

応接室などは、事前のチェックを

　会議室や申し送りをするスペースなどで、テーブルの上が乱雑になっていることはありませんか。書類、資料が残っていたり、ホワイトボードにメモが残っていたり、といった具合です。前の人は、後で片付けようと思ったのだろうと思いますが、できていないということは次の人には迷惑なものです。

　お客さまを案内する応接室や来客スペースならなおのことです。そんな部屋に案内されたら、「なんとだらしのない施設だ」「自分は大切にされていないのか」と思われるでしょう。こういった、共用スペースは、使ったら元に戻すのが原則です。それはそれで注意しましょう。しかし、忙しい業務のなかでは、ついうっかりということもあるかもしれません。そこで、来客や会議等の予定があるときは、**その少し前に、部屋をチェックする習慣**を身につけましょう。きちんと整備されていれば、それはそれで問題のないことです。また、**空気を入れ替える、空調を調節する**といったことなども大切な心配りですね。

> **ポイント**
> ドアの開閉では、前後 10 cmの心配りを身につける
> 応接室などは常に元に戻すことを習慣にしよう

先に入るか、後に入るか？

人を紹介する際のマナー
どれだけ偉くても身内に敬称は使わない

紹介するときの原則

　人を紹介するときは、原則として、**身内の者を先に外部の方へ紹介**します。

　例えば、担当している患者さんを院長に紹介するとき、まず患者さんに「ご紹介します。こちらが私どもの院長の○○です」などと言います。ナースには目上の院長であっても、患者さんは外部の人ですから、このとき院長の名前は呼び捨てになります。身内に敬称は使いません。

　次に、院長に「こちらが、私が担当させていただいている、○○様です」などと紹介します。患者さんからの相談事や依頼などで、主治医以外のドクターに引き合わせることもあるでしょう。その場合でも、業務であれば**身内であるドクターを先に紹介**するのが基本です。

　紹介する順序は、身内か外部かに加えて、次のような判断基準があります。
❶地位の低い人を先に、地位の高い人へ
❷年齢の下の人を先に、年齢の高い人へ
❸自分（仲介者）と親しい間柄にある人を先に、先方へ

　例えば、あなたが、他部署のナースで仲の良い□□さんと一緒にナースステーションに行くと、先日異動してきたばかりのナースの○○さんがいました。この場合は「○○さん、こちらは内科の□□さんです。私の同期です」などと、あなたと親しい□□さんの方を先に紹介します。
❹一人対多数の場合は、一人を先に、多数の人へ

　同じ場所で、一人を数人に紹介する場合は、順次行いますが、相当に大勢の場合は、まず最も地位の高い人に対して紹介し、その他の人には同時に紹介してもよいでしょう。

　異性間の場合でも、日本では男性・女性にこだわらない傾向がありますが、欧米ではレディファーストが常識のようです。近年の国際化を頭の片隅においていてもよいでしょうね。

紹介の仕方

　人を紹介することは、お互いの人間関係を広くすることにつながります。自分が紹介者であれば、自分を中心とした線的な人間関係が面的に広がるわけですから、積極的に行うことが大切です。
　具体的に、立った状態で紹介するときには、次の要領で行いましょう。
❶紹介する人と人との間に立つ
　手の平を紹介する人に向け、「こちらは、○○の○○さんです。そして、こちらは、□□の□□さんです」などと紹介を始めます。
❷自分との関係を述べる
　「私との関係は……」「この方は……」などと、差し支えない程度にお互いの理解のきっかけになるような情報を述べるとよいでしょう。

> **ポイント**
> 身内を紹介するときは敬称は使わない
> 人を紹介する順は、来客、地位、年齢、親しさで判断しよう

> **Question**
>
> 確認問題　紹介する順序
> 人を紹介する順序について（　）の中の文字を補ってみよう。
>
> 紹介する順序は、
> ❶地位の（　）い人を先に、地位の（　）い人へ
> ❷年齢の（　）い人を先に、年齢の（　）い人へ
> ❸一人対多数の場合、（　）を先に（　）へ

名刺を扱う際のマナー (1)
名刺は自分の顔と心得る

名刺を出すことの意味

　業務上のさまざまな場面では、口頭での挨拶とは別に、正式に自己紹介し人間関係を築くことが多々あります。例えば、次のような条件に当てはまるときです。
❶組織の代表であることを示す、あるいは職務上必要である
❷自分の立場を正式に紹介する必要がある
❸今後も継続的にお付き合いする
　以上のような場合、名刺を出すこと、交換することは有効な方法といえるでしょう。
　一般的には、患者さんやご家族、利用者には、名札で明らかにしているので、名刺を一人ひとりに渡していないことがほとんどですが、必要な場合には、責任者や担当者として名刺を渡すこともあるでしょう。その場合も、先に述べた条件を考慮します。
　ナースの活動の範囲が広がるにつれ、組織の名刺や個人的な名刺を持つ方も増えているようです。礼儀正しく感じのよい名刺の扱い方を身につけておきましょう。

名刺はその人の顔と同じ

　名刺はその人の顔そのものといわれます。自分のものでも相手のものでも、**印刷してある文字やマークの上を押さえるような持ち方をしては失礼**です。また、名刺が汚れていたり、角が折れていたりしたら、受け取った相手はどんな気持ちがするでしょうか。だらしない印象、きれいなものをくれなかったことで自分が軽んじられた印象などで、渡した人のイメージダウンになることは間違いありません。いつもきれいな名刺を相手に出せるよう、常日頃から心がけ

ておきましょう。

　そのためには、名刺は常に**専用の名刺入れに入れておく**ことです。定期券入れと名刺入れが兼用になっているものがありますが、定期券は日常に使う私物で、名刺は大切な人にのみ渡すフォーマルなものです。実際、名刺が汚れやすく、見た目にも好ましくないので避けたほうがよいでしょう。

　名刺入れには、常に余裕をもって名刺を入れておきます。また、名刺入れは、必要なときにすぐ出せるようにしておくことが大切です。いざというときに、ハンドバックや上着のポケットをあちこち探しているようでは、仕事に対する姿勢、ひいては人柄を疑われることになりかねません。常に名刺入れをしまうところを決めておくことです。

　名刺入れはていねいに恭しく扱う意味から、腰から上の位置、上着の内ポケットや、胸のポケット、あるいはハンドバックなどにしまうとよいでしょう。スカートやパンツのポケットにしまうことは、腰から下になるのであまりよいこととはいえません。

　相手から渡された名刺も、相手の顔と同じと心得て、ていねいに扱いましょう。

名刺は右手で扱うのが基本

　名刺は原則として右手で扱います。理由としては、日本人の多くが右利きのため、右手で扱ったほうがお互いに交換しやすいからとされています。あるいは仏教思想から、左手を不浄の手とするためかしこまった場面では右手をつかうという習慣が生まれた、ともいわれています。

　ていねいさを表すには、名刺は両手で持ちましょう。そのとき両手でつまんでいる印象を与えないように、右手で扱い左手を添えるようにするとよいでしょう。

ポイント
名刺の扱いひとつで相手に対する姿勢が問われる
名刺は腰の高さより下げないことがマナーと心得よう

名刺を扱う際のマナー(2)
名刺交換は同時交換が基本

名刺を出す

名刺を出すときには、次のような手順で行います。

❶ 初対面の挨拶では「はじめまして」などと、相手と向かい合いしっかり言います。
❷ 名刺を右手で取り出します。名刺を腰より高い位置に両手で持ち、相手に差し出しやすい位置まで1、2歩進みます。
❸ 組織名、氏名を名乗ります。
「はじめまして。私、○○病院の□□と申します」
この時、姓だけではなく名前も述べるとさらに親しみが増すでしょう。
❹ 名刺を相手に見やすく取りやすい位置に、右手または左手を添えて(両手で)差し出します。一般的に、相手の胸の高さが目安です。
❺ 相手が名刺を受け取ったタイミングで、「どうぞよろしくお願いします」などと挨拶します。

名刺を同時に交換する

名刺を交換する順序は、まず一方が名刺を差し出し、それを受けた相手が、次に自分の名刺を差し出すのが原則です。しかし、現実には、同時に交換するのが一般的です。

同時に交換する場合は、まず挨拶の言葉を述べ合い、名刺を用意し、お互いに組織名、氏名を名乗ります。ここまでは、「名刺を出す手順」に同じです。そして、次のようにお互いに名刺をやり取りします。
❶ 相手に差し出す
お互いに相手の胸の高さに名刺を差し出します。このとき「どうぞよろしく」などの言葉とともに、自分の名刺が相手の名刺の右側に並ぶようにします。

❷相手の名刺を支える

　平行に並んだ相手の名刺を左手で支えます。このとき、左手で引き寄せないようにします。引き寄せると左手で扱ったことになり、マナーに反します。

❸右手で引き寄せる

　相手の名刺を左手で支えるとほぼ同時に、右手で差し出した名刺を相手が支えてくれるので、右手が空きます。そこで、左手で支えていた名刺を右手で持ちます。この時点では、両手で名刺を持っていることになります。

❹両手で引き寄せる

　そのまま、手前に引き寄せれば、両手で受けたことになります。完全に右手に持ち代えてしまっても失礼には当たりませんが、両手のほうがていねいです。

名刺を出す順番

　名刺を出す順番は、基本的に「紹介するときの原則」に共通しています。

　2つのグループで自己紹介する場合は、どちらのグループが先に出すべきか、立場や関係などを考えます。そして、先に出すべきグループのなかで最も立場の高い人が、先方の立場の高い人に対して、順に自己紹介していきます。

　それから、先に出すべきグループで2番目に立場の高い人が、同様に先方の立場の高い人から順に自己紹介します。立場の順でこの繰り返しとなります。

ポイント
名刺を出すときには、挨拶、お辞儀も忘れない
同時交換がスムーズにできるようにしておこう

Question

確認問題　名刺交換の順序

名刺交換について（　）の中の文字を補ってみよう。
❶名刺は（　）手で扱うのが基本。
❷名刺交換は（　）交換が普通。
❸受け取った名刺は、（　）手を添えて両手で引き寄せます。

応接室などの席順のマナー
一番奥へ案内すれば問題ないか？

応接室の席順がわかる４つの原則

　来客を案内する、あるいは案内される場合、お客さまにどの席を勧めるか、また、自分はどこに座るかは、自分で判断しなければなりません。応接室などの部屋の席順は、一般理解の進んだマナーです。そのことを判断する基準を覚えましょう。次の４つのことを頭に入れておいてください。

❶いすの形で判断する

　応接室には一般的に、一人がけの肘掛けいすと三人がけの長いすが置かれています。この場合、**長いすが来客用**です。理由は、人数が不確かな来客に合わせてフレキシブルに対応できるからです。これはいすの機能で判断することです。

❷出入り口から遠い側が来客用

　部屋の中のいすは、原則として**入口から遠い側が来客用**です。

❸飾り物が見やすい側が来客用

　置物や絵画が置いてあれば、それらが見やすい側、窓からきれいな景色が眺められる場合はそれを**見やすい側が来客用**です。

❹入口から遠い席が上座

　以上の❶〜❸の３つの原則に照らして、**入り口から遠い席が上座**と解釈しましょう。長いすであれば、入口から遠い席が上座となります。

　上司である看護師長とあなたがある医療施設を訪問したとしましょう。通された部屋に長いすがあれば、そこが来客席で座るべきいすです。入口から遠い方が上座ですから、長いすの入口から遠い席に看護師長が座り、その手前の席にあなたが座ることになります。

応接スペースでの席順

　応接室ではなく、事務室や役員室、ロビーなどの一角に応接セットを置いて、応接スペースとして利用することも多く見られます。この場合の席順は次の2つで判断します。

❶いすの形で判断する
　先に述べたように応接室の席順と同じく、**長いすが来客用**、肘掛けいすが職員用となります。

❷出入り口に近い側が来客用
　席順は出入口から近く、**出入りに便利な席が来客用**です。個室の応接室とは反対です。これは、仕事の効率性を考えた合理的な席順といえるでしょう。その部屋に出入りしやすい側が来客用、デスクに近く、それを背にして座る側が職員用となります。

●応接室の見取り図

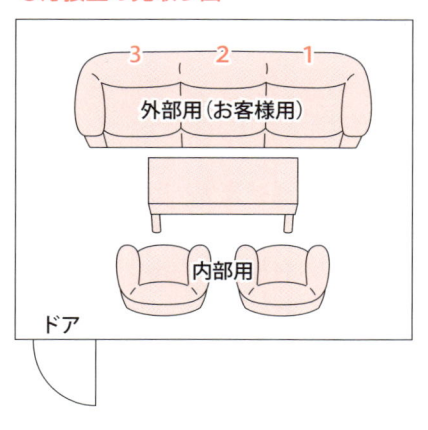

（長いす：3-2-1　外部用（お客様用）／手前：内部用／ドア）

●応接スペースの場合

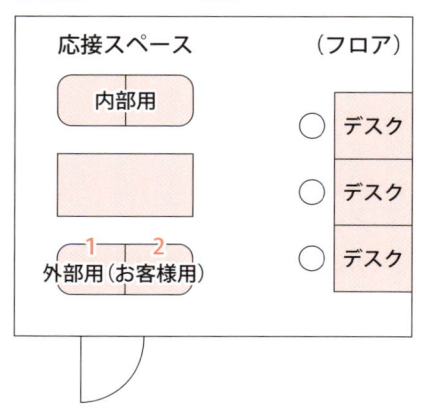

応接スペース　　（フロア）
内部用
外部用（お客様用）1-2　　デスク／デスク／デスク

> **ポイント**
> 応接室では長いすが来客用と考える
> 応接室と応接スペースでは考え方が変わるので注意しよう

一番奥へ案内すれば問題ないか？

お茶の出し方
品よくお茶をお出しするには

お茶を出す順序

　ナースがお茶を出すことは、最近は少なくなってきたようです。しかし、私生活でも来客にお茶を出すことがあるものです。その場合のマナーです。お茶を出す順序は、どんな場合でも、まず**お客さまから先に出す**ことが常識です。

　例えば、若いお客さまが院長を訪ねてきたとしましょう。仮に相手が学生であっても、先に出すのはお客さま、つまり外部から来た人からです。内部の者より外部の方を優先する原則が、ここでも生きています。

　お客さまが二人以上の場合は、まず**上座の方から順**に出していきます。お客さまに出し終わったら、次に身内の立場の一番高い人から順に出します。

お茶の出し方

　お茶は、茶卓に乗せた茶碗をお盆に乗せて両手で運びます。応接室にサイドテーブルがあれば、お盆をその上に乗せ、**茶卓つきの茶碗を1つずつ両手で持って**お客様に運び、差し出します。そのとき、来客の右後方から出すなら、右手で茶卓を持ち左手を添えます。左側から出すなら、その逆です。

　サイドテーブルがない場合は、左手でお盆を持ち、右手でお茶を配ることになります。お茶を出し終わったら、お盆を脇に挟み、黙礼して退出します。

お茶を出す前に気をつけること

　お茶の量が多いと、運ぶときにこぼれて茶碗の底が茶卓にくっついてしまうことがあります。そんなことのないように、**茶碗に入れるお茶の量は七分目**を目安にしましょう。また、お茶を出すときには、茶卓がぬれていないかをよくチェックしましょう。

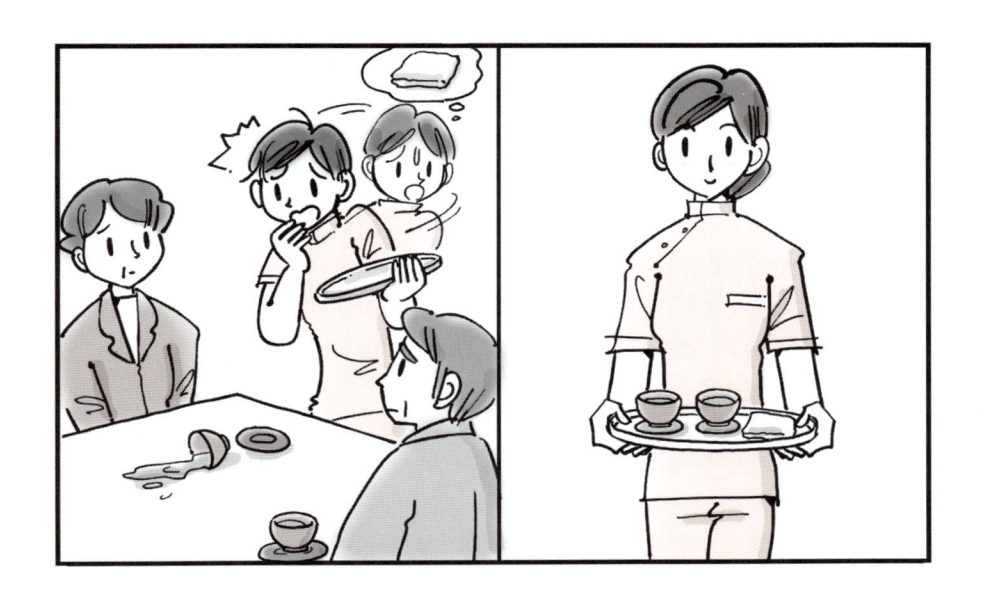

茶碗は正面をお客さまに向けて出します。茶碗に絵柄があれば、その一番中心になるところが正面です。終わった後は、速やかに片付けましょう。

いざというときのためのふきん

　お茶を出そうとして、ついこぼしてしまった、などという経験は誰しもありがちなことです。あるいは、お客さまが誤って茶碗を机の上に倒してしまったとしたらどうしますか？
　そんなときのために、お茶を出す際には、あらかじめふきんを持っていくことです。お盆の上に清潔なふきんをたたんで、お茶と一緒に持っていきます。そのことで、万が一の出来事への備えになるわけです。お客さまには余裕や、ていねいさを元にした信頼感を与えることになるのです。

ポイント
お茶を出す順はお客さまが先
お茶を出す際はいざというときにまで気を配ろう

確認チェックリスト

以下の項目は第2章で学んだ内容です。自分はできていると思う項目にチェックを入れましょう。

- ☐ 挨拶は自分から→ p.30
- ☐ 挨拶の後に言葉を続ける→ p.31
- ☐ 声かけは明るく（明るい表情＋活気のある明るい声）→ p.32
- ☐ 感じのよい返事（感じよく＋笑顔で＋すぐに）→ p.34
- ☐ 美しい姿勢でのお辞儀→ p.36
- ☐ 立ち姿の意識→ p.38
- ☐ 美しく歩く→ p.40
- ☐ 身だしなみに気を使う→ p.42
- ☐ 危機管理・清潔の視点での服装・靴・髪型→ p.44
- ☐ 来訪者の案内→ p.46
- ☐ ドアの開閉→ p.48
- ☐ 人を紹介する→ p.50
- ☐ 名刺交換→ p.52
- ☐ 席順のマナー→ p.56
- ☐ お茶の出し方→ p.58

第3章

ナースだからこそ必要なマナーと接遇

1

ナースは見上げられている
見上げている患者の視点は？

見られていることを意識する

　ナースは患者さんの療養生活を支えることが仕事ですが、大半は他人（患者さんや家族、利用者）に見られている状況でその仕事をします。ですから、**他人からどのように見られているかの視点を持つ**ことがとても大切です。見られている内容は、身だしなみに限らず、動作、立ち居振る舞い、言葉遣いなどすべてを含んでいます。たとえ、自分ではよいと思っていても、他人から見て不快を感じるようであれば、それは決してよいことにはならないのです。患者さんの視点に立つ、というのは難しいことのようですが、常識に照らして考えればそれほど難しくもありません。場合によっては、患者さんや家族にこのように聞いてみてください。「（私の看護に）ご不快な点やお見苦しい点はございませんか」。このとき、意見をいただいた場合は真摯に受け止めましょう。

　では、患者さんやご家族から、私たちはどう見られているのでしょうか。病院、診療所、医師、ナースといったイメージから何が想像できるでしょうか。

　一般的にいって、清潔感や折り目正しさ、優しくて一生懸命、あるいは活動的といったイメージがあるのではないでしょうか。つまりそのような患者さんのイメージ面から考えて身だしなみや言動を意識していただきたいのです。

ナースは下から見上げられることが多い

　ナースが患者さんと向き合うときには、下から見上げられることが多いものです。その視点で身だしなみを整えると、患者さんに見苦しい印象を与えることがないでしょう。

　例えば、夏の暑い日に白衣の脇の下の汗がにじんでいないかチェックしてみましょう。また、髪をとかした後には、前からの形を鏡で確認するだけではなく、少し顔を上げてみて下からの視線を意識するなどしてみましょう。極端な

例かもしれませんが、鼻の穴も正面から見られるのと、やや下からみられるのとでは印象が違うでしょう。まさか、鼻毛など見えていませんよね。

身だしなみという観点ではなくても、人は誰でも正面からでは気づかない表情を持っているものです。**さまざまな角度から自分を見直してみる**ことは、身だしなみ、清潔さ、ファッションの面からも大切なことでしょう。

同じことは、ナースだけでなく医師やほかのスタッフにもいえることです。特に男性の場合、汗をかく人が多いものです。鼻毛なども年齢が高くなるにつれて、伸びやすくなるので注意が必要です。

> **ポイント**
> マナーは「常に人に見られている」意識で考える
> 特に下からの視線に注意しよう

column

目立たぬ汚れに注意する

白衣は白であるからこそ、汚れが目立つことは事実です。清潔感あふれるはずの白衣にしみがついていれば、相手に幻滅され、ときには信頼感も薄くなるでしょう。白衣に限りませんが、衣類の汚れは襟や袖口、裾のあたりから始まります。次のことに注意し、折にふれて確認しましょう。

❶汚れやしみがついていないか
❷撚れやほつれ、ほころびがないか
❸糸くず、ほこりなどがついていないか

また、ナースとしての信頼を高め、自分の気持ちを高めるためにも、足元のマナーにも気を配ってほしいものです。次の点に注意しましょう。

❶靴の汚れをしっかり落としておく
❷動きやすい靴を選ぶ(バックベルトの靴は不適)
❸緊急の場合の初動に対応できるように正しく履く

ナースのイメージを崩さない
どこまでおしゃれをしてよいものか

公私のわきまえ

　前項でナースは見られていることを意識した身だしなみをするべきだと述べましたが、自分がどのようなおしゃれをしたいかという自由と、患者さんやご家族からどのように見られているのかという観点の両面から考えることが大切です。

　また、ナースとしての役割を考えたときに、医療機関への信頼性、医療機器や薬品を扱う仕事であること、そして患者さんは病んでいるという事実、緊急処置をすることもある、こういったイメージがありますから、それを崩さないことを前提に、どのようなおしゃれができるかを考えることです。

　こういった考え方は、押しつけたり、一様に型にはめるものではなく、**看護職や医療職としてのプロ根性**くらいに考えてください。だからといって、なるべく地味に目立たないように、ということを意識する必要もありません。医療関係者のなかで、患者さんから「ちょっといいな」「素敵なおしゃれだな」という印象を持ってもらえるようなおしゃれができると素敵なナースだと思いませんか。

　もちろん、プライベートな時間は、誰に遠慮することもありません。思いっきりおしゃれを楽しむことです。ただし、オフィシャルな時間では、他人に見られていることをイメージして、公私の区別をしっかりつけること、それが大人のマナーです。

ナースとしてのおしゃれのイメージ

　おしゃれは身だしなみの項でも述べましたが、責任ある立場のナースとして自分のおしゃれを客観的に判断することが大切です。

1）髪型

　清潔にすることはもちろんですが、ナースキャップとの相関によって、爽やかさ、まとまり、抜け毛を感じさせない、といったイメージでまとめてみてください。長い髪は清潔感を出すためにも、仕事の邪魔にならず緊急時に機敏に動くためにもまとめておくのが看護の常識でしょう。

2）化粧、染毛

　化粧、染毛やヘアマニキュアなどの色は、その人の自由といえば自由です。しかし、あまりに常識からかけ離れると、ナースのイメージとの違和感があり、信頼性が薄らぎます。患者さんが安心して処置を受けられる、そんなイメージを描いてください。

3）ネイル

　ナースの仕事の性格から、マニキュアやネイルアートの類は、仕事の時間にはきちんと落とすべきでしょう。薬品を使い、また患者の体に触れることが頻繁にあるのが看護ですから、プライベートな時間とは明確に分けることです。

4）装身具

　指輪やブレスレットなどは、通勤途中でそれらを着用するのは大いに結構です。しかし、職場に着いたら外すことです。これも看護の現場では常識でしょう。

5）香水・オーデコロン

　オーデコロンや化粧品などで、香りのおしゃれを楽しむことは素敵なことです。しかし、患者さんのなかには、香料を嫌う方もいるでしょう。また、香りは本人にはわかりにくく、他人には敏感に感じられるという特性もあります。ナースだからという以前に、一社会人として控えめにすることを心がけましょう。微かに香るくらいがセンスです。

> **ポイント**
> 公私をわきまえ、おしゃれは「控えめ」がよい
> 自分を客観的に見ることを意識しよう

物品を渡すときのマナー
ものを渡すときに感じる優しさ

物品を渡すときは正面を向ける

　私たちが受け渡す物品には、その多くに上下、左右、表裏といった概念があるものです。他人に物品を渡すときには、そのことをよく考えて、**正面を向けて渡す**というのが原則です。

　例えば、ビンに入ったものは特殊なものを除いて、当然にキャップのあるほうが上ですよね。文字が書いてある封筒などは、相手が読める向きで文字順を相手のほうへ向けるのが正面です。横書きのものは横、縦書きのものは縦です。このことは単純なことだからこそ、少しの心配りを当たり前にできなければなりません。

　コンビニエンスストアの店員さんに、宅配便の伝票の控えを上下逆に無造作につき返されて「感じ悪いな」と思ったことがあります。これが、病院の何らかの書類等で、ナースや事務員から同じようなことをされれば、何て常識のない人だろうというイメージから、この施設は大丈夫かしら？　という、漠然としたイメージダウン、信頼感の低下にもつながりかねません。

　また、渡し方も基本は右手で渡すことです。できれば左手を添えて両手で渡すと、よりていねいです。これも常識といってもよいかもしれませんね。物品は確実に渡せばそれでよいという考え方もありますが、渡し方ひとつにもそこに心配りを感じられれば気持ちが通じ、良好な人間関係が生まれます。物品を渡されたほうも確認しやすく、すぐに使える、違和感がないなど、お互いの行動がスムーズに運ぶのです。

1）書類

　表紙や表面を相手方に向けて、**受け取りやすく見やすいように**、相手の胸の高さに差し出しましょう。できるだけ両手で、手から手へ渡すようにします。片手で突きつけるように出す、ポンと机の上に置くなどの渡し方は失礼です。

2）ペン、筆記具

　ペン先をこちら側にして持ち、受け取る人が**そのまま手にとって書けるよう**なイメージで差し出すようにしましょう。時には、手元のメモ用紙に試し書きをして、インクが出ることを確認しましょう。

　筆者は講演などのとき、インクが減ってかすれたホワイトボードマーカーを渡されることがあります。こういうことからも「気が効かない人だ」と思うか「しっかりした人だ」と思うかは、ちょっとした心配りの差だと実感します。

3）刃物など

　はさみやカッターナイフなどの刃物は、**柄を相手方に向けて渡す**のが常識です。自分がしっかり確認して刃のほうを掴み、柄のほうを相手方に掴んでもらえば、安全面からも使い勝手からもスムーズです。

　ペンでもそうですが、渡す側と受ける側ではお互いのタイミングが微妙にずれることが多いものです。ペン先で痛い目に遭わせたり、手を傷つけたりすることがあっては、看護の基本的な問題までも疑われることになってしまいます。

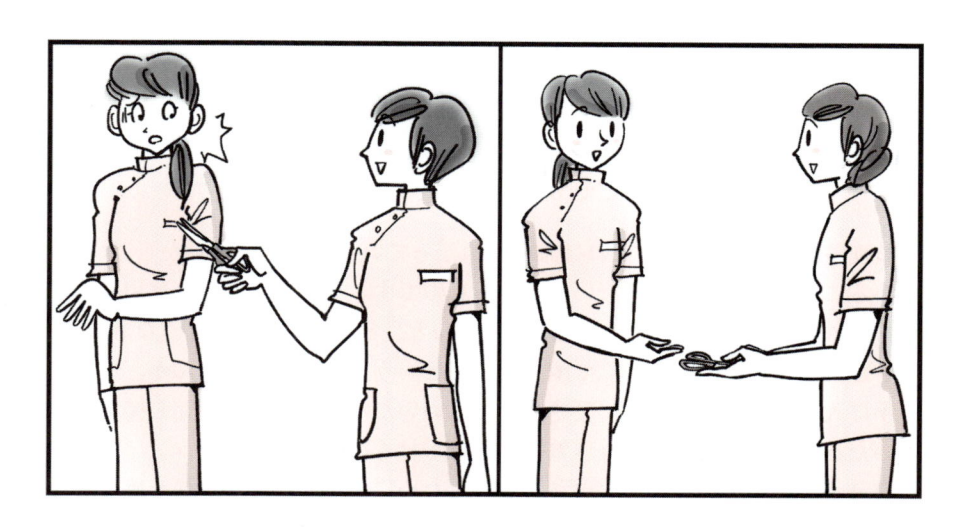

> **ポイント**
> 物品を渡す際のちょっとした心配りが洗練されたマナー
> 特に書類は上下を考えて相手に渡そう

物品使用後のマナー（1）
物品の使用は後に使う人の気持ちを考えて

決められた場所に収納するのはプロの基本

　例えば、薬品類が決められたトレーやボックスに入っていなかったらどうでしょう。時には、命にかかわる大問題にも発展しかねません。そもそも、物品が所定の位置にあるからこそ、緊急時でも迅速に落ち着いて処置・対応ができるわけです。これらは、決められた場所に、決められた物品が、決められた数量だけ保管されていてこそ、業務が遂行できるということになるのでしょう。

　医療に使う物品、薬品は所定の位置に収納する、これは間違いなくルールです。使ったら元に戻す、消耗品は数量をチェックして不足したら手配する、こうした**整理整頓は看護・医療のプロフェッショナルの義務**だと考えてください。

どこにでもありそうな物品に注意

　整理整頓をすべきこと、これは誰もがわかっていることです。しかし、わかっていることでも現実にできない人はいるものです。その代表が、事務用品の類かもしれません。ペン、メモ用紙、はさみなど、どこにでもありそうなものが、いざというときに手元になくて困ったなどということはありませんか。いつでも手に入りそうなものほど、戻さなくてもいいだろう、いつか補充しておけばいいだろうなどと考えて、整理整頓の意識が甘くなるものです。

　自分が使った物品を自分が戻さなかったために、後で自分が不便を感じるなら、それは仕方がないとあきらめもつくものです。しかし、自分の前に物品を使った人が戻していないとなると、実に腹立たしく思うのが人情というものです。前に使った人を「なんてだらしがない」「またあの人が」などと腹を立てていては、人間関係にまでひびが入りかねません。あるべき物があるべきところにないのは、不満やイライラの元です。皆が後の人のことを考えて、お互いに気持ちよく整理したいものですね。

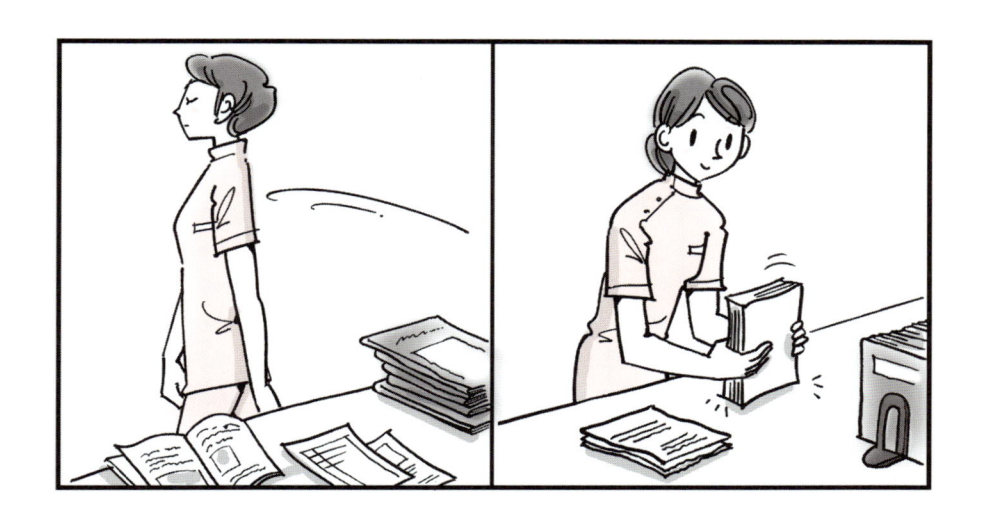

当たり前のことを当たり前に

　物品はたとえそれがどのようなものでも、決められた場所にきちんと収納する習慣をつけましょう。また、その収納場所を決めたら、常に整理整頓しておくことが大切です。乱雑な収納では、つい気持ちも甘くなりがちです。

　これは個人で行うことではなく、職場の皆が共通の思いを持って努力すべきことと考えましょう。時と場合によっては「○○を使います」「○○を持ち出します」などと声をかけたり、メモを残したりしましょう。特に本や資料類は、持ち出し期間が長くなることもあり、何かとルーズになりがちです。注意しましょう。

①物品の収納場所を決めておく
②整理整頓を心がけ、不足品が一目でわかるようにする
③資料を持ち出すときには、声かけやメモで周知する

ポイント
整理整頓はプロの仕事と心得よ
本や資料の持ち出しは周囲の人に知らせる習慣をつけよう

物品の使用は後に使う人の気持ちを考えて

5

物品使用後のマナー(2)
普段から公私を問わない
心遣いが大切

洗面所

　女性にとって洗面所は、メイクや髪形を整える化粧室であり、同僚とのおしゃべりやあるいは食後の歯磨きの場、ある意味では、気持ちを整える安らぎの場ともいえるのではないでしょうか。

　だからかもしれませんが、洗面台の周辺にブラシをかけた後の髪の毛などが散っていたり、水で濡れていたりしていることがあるようです。自分の身だしなみを整えても、その後の整理整頓がなされずに散らかした状態では、後に使う人はきっと嫌な気分になるに違いありません。自分が使った後は、もう一度振り返ってみて、**髪の毛やゴミ、水滴などは拭ってくるくらいの余裕**がほしいものです。一般的な医療機関では、ナースと患者が同じ洗面所を使うケースは少ないようですが、職場の同僚同士が気持ちよく使うための心配りです。

普段からの習慣にする

　このことは、その場だけの問題ではなく、普段からの習慣なのでしょう。

　新幹線に途中駅から乗ると、前にその席に座っていた人のジュースの空き缶やゴミなどが、座席の網ポケットに残っていることがあります。指定席券を持っていると席は原則的にそこに座らなければなりません。でも、その状況ですから、席に着く前にまずは前の人のゴミをデッキのゴミ箱まで運ばなければならないわけで、余計な作業をしなければなりません。楽しい旅行のはずが、こんなことをさせられるのでは、気持ちのよいものではありませんね。車内で出たゴミは、降りるときに持って降り、ホームのゴミ箱に捨てるものです。

　先日、新幹線で隣の席に座っていた女性が、飲みかけのペットボトルを網ポケットに残して途中駅で降りようとしました。筆者が「お忘れ物ですよ」と教えてあげたら、女性は「いいんです。もう飲みませんから」と明るく答えて降

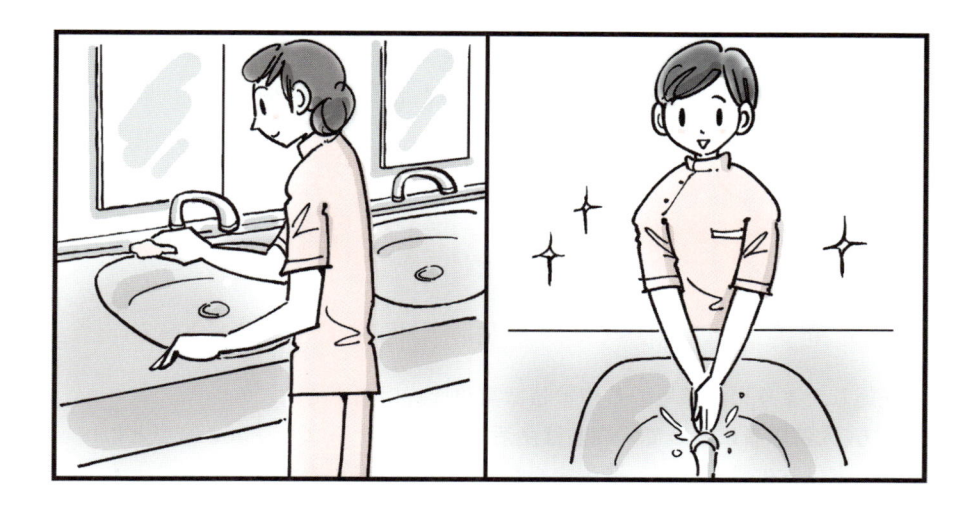

りていきました。このような人は、ナースにはいてほしくないですね。
　あらゆる公共の場でのマナー、心配りが習慣としてできることは品性の問題です。人格といってもよいのではないでしょうか。普段から**マナーを守り、自分を高めようとする意識が、人格を磨くことにつながる**のです。

小さなことから１つずつ

　使った物品や場所は、常に次の人が気持ちよく使えるようにしておきましょう。例えば、ペンが書けなくなったら、単に捨てるのではなく代替を補充するといった心配りは必要でしょう。シャープペンの芯、ホチキスの針などがなくなったら、自分が使う分だけではなく次の人のために大目に補充しましょう。
　あるいは、充電を必要とする物品などでは、バッテリーの充電量が少なくなったら充電しておくなり、すぐにできないのであれば充電量が少なくなったことをメモしておくなりすると、次に使う人が困りませんね。こうした**小さなことに心を配れるナースは信頼される**ものです。

> **ポイント**
> 「立つ鳥跡を濁さず」の精神で
> 小さなことでも確実に行おう

ベッドサイドでのマナー
ベッドサイドの整理整頓は患者さんの意向を聞いて

たとえゴミ箱の中の物でも勝手に捨ててはいけない

　先述したように、職場の整理整頓は業務遂行の基本です。

　一方、入院患者にとっての病室は生活の場です。テーブルやゴミ箱などのベッドサイドは常に整理整頓、清潔を心がけておきたいものです。少なくとも、担当している入院患者のベッドサイドのゴミ箱の中身があふれかえっていたり、相当に古いゴミが残っていたりするのでは、担当スタッフとしては失格といわざるをえません。

　近年のプライバシー重視の風潮もあり、接遇・マナーにも注意が必要になってきました。その1つが、たとえゴミ箱に入っている物でもその人の物、つまり所有物だということです。捨ててあるのだからそれはゴミであるという考え方が、ある意味での常識であるならば、ゴミにもプライバシーがあるという考えも風潮としてあるということなのです。ですから、各病室内では、たとえゴミ箱の中の物でも、その人が捨てたことがはっきりしている以上は、断ってから整理する（捨てる）という意識が大切です。

　しかしながら、それも程度の問題ですから、院内の共通のゴミ箱に捨てられているものは、確かにゴミと考えてもよいと思います。

　私たちの日常生活でも、大切なメモをつい捨ててしまい、後から気づいてゴミ箱の中を探すなどということがあるものですね。一流のホテルでは、お客さまから万が一の捜索の要望が出ることを考えて、すべての客室のゴミ箱の中身を3〜4日保管したうえで処分するのだそうです。

　病室内のゴミ箱でも、そういった面に配慮して、ひとこと確認する、そのことに心を配る、これが**一つ上のマナー**ですね。

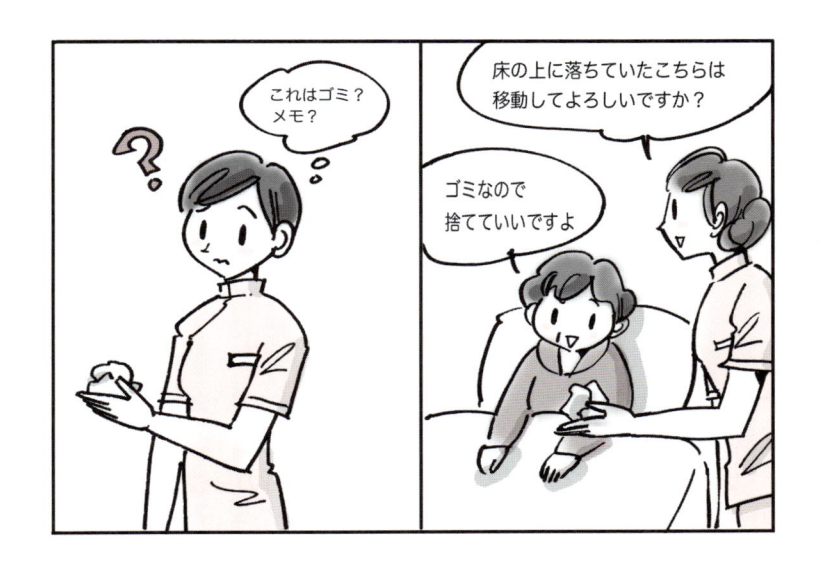

オーバーテーブル等も同様

　その他、オーバーテーブル、サイドテーブルなども基本は同じです。常に整理整頓、清潔にすることにも心を配りましょう。

　入院患者にとって、オーバーテーブルは事実上の食卓です。常にきれいにしておきたいものですし、ベッドサイドの棚やテーブルは整えておきたいものです。しかし、自分でわざわざするほどの気力はない、かといってそのためにナースを呼ぶのも申し訳ないと思うものです。そこにナースのほうが気づくこと、これは心配りの基本です。

　しかし、テーブルの上を拭く、上の物を動かす、捨てるなどのときには、先に述べたとおりです。
「この〇〇、少し移動してもよろしいですか」
「テーブルの上を拭いてもよろしいですか」
などと、逐一声をかけましょう。

> **ポイント**
> ゴミにもプライバシーがある
> 患者さんのものは、本人に確認してから移動しよう

7

患者さんへのマナー・接遇 (1)
入院患者には日課や今後の見通しを示す

入院患者には日課を話す

　初めて入院する患者さんは、入院生活自体に不安を感じているものです。また、入院時の生活のリズムは、健常者の普通のリズムとは違います。

　そこでまず、**始めての入院生活を送る方には、1日の日課を説明**しましょう。起床、消灯は何時か、食事の時間は何時かなどです。そのことに見通しが立てば、それはそれである種の覚悟ができるでしょう。

　入院初日に、何の説明もないままに、夕方5時ごろに突然夕食を運ばれて驚いたという話も聞きます。それは、その患者さんの普段の生活と日課のリズムが違うからです。

　日課の説明は単に結論を話すだけではなく、それはなぜその時刻に決まっているのか、その間は、どのように過ごしたらよいのか、その間の時間にはどのような意味があるのかなども説明しましょう。病院の日課は、そのことの意味がわかっていないと、なんとも気の抜けた退屈で窮屈なものにしか思えないものですから。

入院後の見通しを話す

　人によっては入院当日から「いつ退院できますか？」などと、尋ねてくるものです。好んで入院してくる人も少ないでしょうし、基本的には病気や怪我を治して、1日でも早く退院すべきところが病院です。

　ところが、「いつ退院できるか」と言われても、責任ある答えをしなければならないナースとしては「いつとは言えません」「わかりません」「医師に聞いてください」というのが道理なのだろうと思います。

　しかし、そう言ってしまってはカドが立ちます。患者さんに「気の効かないナースだ」と思われて、ムッとされるのがオチでしょう。

また、いくら診察の予定や治療の方針を説明することは大切だとはいっても、本来は医師が行うことです。必ずしも答えられる立場ではないでしょう。しかし、入院患者のなかには、医師から説明を受けたことをナースから**再度説明されることで安心する人もいる**ものです。むしろ、そうした患者さんは多いと思います。

　治療の見通しや方針もわからずに、意味もなく単に寝かされているだけかと思うと、入院費用もバカにならないわけですし、「何もしないなら退院させてほしい」という感情が生まれます。何をするために待っているのか、いつまで待てばよいのかがわからないのでは、実に味気ない時間を過ごすことになり、信頼関係も薄らいでしまいます。

患者さんとのコミュニケーションを

　患者さんへの状況の説明は、正式にすべきこととそうではなくても許されること、さらに非公式なほうが有効な側面があるものです。現実には、正式な説明以外にも、**数多くのコミュニケーション機会をもつことが大切**です。

　例えば「今週の〇曜日には、病棟で〇〇のイベントがあるのですよ」などと、院内でのイベント等の予定を話題にしてみましょう。イベントなら楽しみにして過ごすことができます。クリスマスの夜に、キャンドルサービスのイベントがあることを知らされずにいた患者さんが、突然のことで驚いたという話を聞きました。それはそれで感激もあるのでしょうが、一般社会に比べて変化の少ない入院生活ですから、そのことを事前に知らされていたら、もっと楽しみにしてくれたのではないか、イベントが有効に作用したのではないかと思うと残念です。

　例えば、コミュニケーションの話題は、主治医の予定であっても構いません。「〇〇先生は、〇曜日には学会があって、〇曜日にはこちらにいらっしゃいます」などと、医師の勤務日程がわかっていれば、それを目安として待つことができるわけです。

> **ポイント**
> 日課や入院後の見通しをしっかり示す
> 正式に説明すべきこと以外にもさまざまな話題を提供しよう

患者さんへのマナー・接遇 (2)
ナースコールなどは使って覚えてもらう

新規の入院患者は新しい入居者と思って

　皆さんが普段当たり前に使っている物も、初めての人にはなかなかなじめないことがあります。例えば、ナースコールやインターホンなどもそうです。私たちにとっては使い慣れた機械でも、新規の入院患者にとっては未知の機械である可能性があります。初めての患者さんにとっては、全く不安がないとも言い切れません。高齢の患者さんならなおさらですね。

　ある病院で、患者さんがナースコールを鳴らしましたが、病室側には何の音もしないので、故障しているものと思ったという話もあるほどです。

　マンションのモデルルームへ行ったことがありますか？　説明員の人が懇切ていねいに、「この部屋に住むと、夢のような楽しい生活が始まりますよ」などと説明してくれます。インターホンや電気のスイッチなどを実際に操作して説明してくれます。「よろしければどうぞ」と、こちらにも操作させてくれます。あの熱心さ、親切さは販売のため、そう言ってしまえばそれまでのことですが、新規の入院患者への応対の参考になります。洗面所、浴室の機器など、当たり前のことでも、**一回操作していただくことで**、**理解度が違ってくる**わけです。

　入院患者にとって病室は、これからのある期間の生活の場です。ゆったりとした気分で寛いでいただくためにも、こうした心配りが必要なのです。

ナースコールは誰のため？

　ナースコールやインターホンは、まさにコミュニケーションの便利な道具です。では、その使い方として最も大切なことは何でしょうか。それは、素早く対応するということです。

　最近では、ファミリーレストランなどの飲食店にも、コールボタンが置かれていることがあります。その理由は、省力化や利便性といったことですが、そ

れは設置者の理屈です。利用するお客さまの立場では、それを押すほうが早いからであって、**とにかく早く来てほしいから使う**ということでしょう。

病室のナースコールやインターホンは、飲食店のそれとは比較できないほど意味が大きいわけです。患者さんにとって、それは命綱です。特に、体の自由が利かない患者さんの立場からすれば、それはある意味で唯一のコミュニケーション手段でもあるでしょう。したがって、ナースコールやインターホンにより何らかのコールを認めたら、まずはすぐに行くことです。それに頼ったり、間を空けたりすることなく、顔を見ながら話すことが基本です。

ナースコールやインターホンは、ナースが楽をするための道具ではないはずです。基本はナースの実際の目で、一人ひとりの患者さんを見守ることであることを忘れないでください。

使うタイミングも

ナースコールやインターホンが鳴ったら、とにかく出ることが先決です。先述しましたが、原則的には緊急時に使うものですから、それを使った人は何らかの必要があって使ったわけです。ナースコールが鳴りっぱなしで、なかなか対応しないという光景を見かけることがあります。受けるほうも忙しいのはわかりますが、何をおいてもすぐに対応することです。

患者さんのなかには、緊急でもないのにボタンを押す人もいるでしょう。それはそれで、現実には困るわけです。それを100％防ぐことは不可能かもしれませんが、入院時や折にふれ、ナースコールやインターホンとはどういうものか、それをどのようなときに使うべきなのかを説明しておきましょう。

反対に、「忙しいナースをこんなことで呼んでもいいのだろうか」などと遠慮する人もいるはずです。患者さんにいらぬ心理的負担をかけては看護の意味からはマイナスです。

「例えば、○○のときには、遠慮なく押してください（直接声をかけてください）」などと、例をあげて説明しましょう。

> **ポイント**
> ナースコールなどの機器は使い方、使い時をきちんと説明する
> 新規の入院患者は新しい入居者として考えよう

患者さんへのマナー・接遇 (3)
点滴は見通しとその意味を伝える

点滴は患者さんを待たせることである

　点滴をしている間、患者さんは身動きがとれず、行動を制限された不自由な状態におかれます。多くの患者さんが、早く点滴が終わってほしいと思っていることでしょう。つまり、終わることを待たされる状態です。

　先の項でも述べましたが、「待つ」ということはその見通しがつかないとイライラするものです。だからこそ、同じ待っていただくのであれば、**時間の見通し、その意味、方法についてきちんと説明する**ことが大切です。

速度の意味

　点滴をしている患者さんがクレンメを自分で勝手に操作し「こうすると早く終わりますよ」などと、他の患者さんに入れ知恵をしている光景を見かけることがあります。滴下速度が速くなっていることにナースが気づき、無言で直していくなどということがあるとすれば、これは患者さんへの説明不足であり、ナースの応対としては、決して褒められたものではありません。

　このような状況は、患者さんだけが悪いということだけではなく、ナースの説明不足も問題です。これは、先に述べたように時間の見通しと、それだけの時間をかける意味の問題なのです。

　本書の読者は専門家ですから、当たり前のことなのですが、患者さんの多くは早く点滴が終わってほしいと思っていますので、これだけの液量を何分かけて輸液するのか、なぜその速度でそれだけの時間をかけるのかを説明することが大切なのです。薬液の種類によっては、速度を上げると心臓に負担をかける恐れがあること、ブドウ糖やアミノ酸は速度を上げることで尿に排泄されてしまい、薬液の投与の意味がなくなってしまうことなど、こちらにとっては常識でも、患者さんにはきちんと説明しなければ意味を失うことになります。

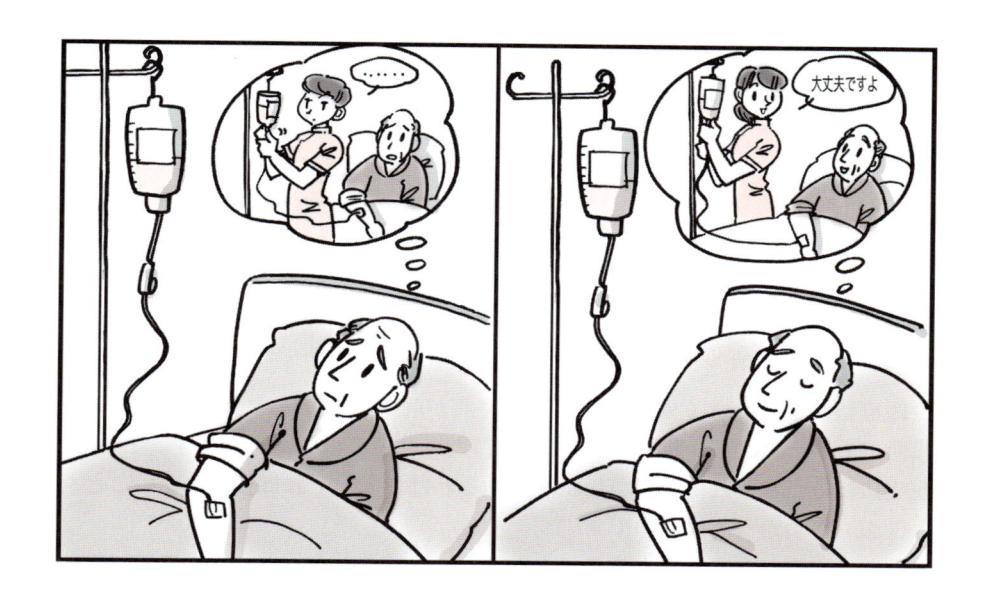

終了時刻の目安

　点滴も終了時刻の目安を示し、ナースがきちんと管理することを伝えましょう。前項でも述べましたが、その上で「もしよろしければナースコールで呼んでくださいね」ということなのです。「万一終わってしまっても大丈夫ですよ。だからゆっくりと休みながらお過ごしください」などと伝われば、患者さんは安心できるということです。

　ある患者さんは、点滴が終わると、血管に薬液の代わりに空気が入り込み、やがて死に至るのだと真剣に信じていたようで、いつ終わるのかそのタイミングにハラハラしていたといいます。ナースにとっては笑い話でしょうけれど、その患者さんにとって、点滴はまさに生死をかけた大問題だったようです。

ポイント
点滴は薬液の説明とともに速度や終了の目安も告げる
患者さんには見通しをつけて安心してもらおう

患者さんへのマナー・接遇（4）
待たせるときは理由と方法を伝える

見通しのつかない待ち時間は長い

　医療機関では、よく外来患者の待ち時間が問題になります。病院に限らず、役所でも、商店でも、銀行でも、誰でも待たされるのは嫌なものです。しかし、現実には待たなければならない状況はあるわけです。それは仕方のないことだと、誰もがわかっているのです。

　問題は、これまで何度も述べてきたように、見通しを示されないままに時間を過ごさなければならないのは、イライラするものだということです。反対に、**人は見通しがつくと、比較的イライラせずに待てる**こともあるものです。つまり、待つことについての見通し、その理由、待つことの具体的方法がわかると比較的落ち着けるのです。

待っていただくときのコツ

　一般的なマナーをイメージしてみてください。お客さまをお待たせするときには、次のように話をするとよいでしょう。

1）心配りの一言
　「申し訳ございませんが……」「大変恐縮ですが……」などと、心配りの一言を述べましょう。

2）依頼形で言う
　人を待たせるときに、一般的には「お待ちください」と言います。それでも問題になることは少ないでしょう。しかし、あえて「お待ちいただけますか」などと依頼形にすることで、相手方の抵抗感を和らげることができます。

3）待つことの理由を言う
　なぜ、待たなければならないのか、理由がわかると人は待つことに意味を持てます。「ただ今、○○をしております」などと、相手方に待ってもらってい

る間に、こちらは何をしているのかを説明するとよいでしょう。
4）待ち時間の見通しを言う
　待ち時間を正確に予告することは不可能かもしれませんが、待ち時間に見通しがつくと、人は比較的落ち着いて待てるものです。「あと、○分ほどかかるかと思います」などと目安を言いましょう。目安がつきにくい場合には「先ほどの方は○分ほど待たれたようです」などと、他の方の実績を告げることも有効です。
5）具体的方法を言う
　「こちらにお座りになって、雑誌をご覧になってお待ちください」などと話をすると、一般的なマナーとしては合格点だと思います。

外来待ち合いでは

　医療機関の外来窓口、行政や公的機関の各種窓口でも同じことがいえます。
　しかし、「○時まで」などと、はっきりとは待ち時間を言えないし、「雑誌をどうぞ」などという雰囲気でもない、ということもあるでしょう。確かにすべての待ち合いの場ではそこまでは言えないかもしれません。
　待たせることは、その場で接遇を行う当事者にとっては仕方のないことです。それでも、マナーには心配りが大切です。つまり、**はっきりとは言えないことでもその方向で努力**してみましょう。状況によっては、次のような一言も有効に働き、相手方がこちらの心配りを感じてくれるかもしれません。
「お待たせして申し訳ございません。ご用事があれば、今のうちにお済ませください」
「ただ今、○名の方がお待ちです。あなたは○番目です。順次お呼びしますので、もう少しお待ちください」
「はっきりしたことは言えませんが、あと○分ほどかかるかと思います」
「こちらにお座りになってお待ちください。もし、お加減が悪いようでしたら、いつでも声をかけてください」

> **ポイント**
> 待ってもらうストレスへの配慮を
> 待たせるときは、理由と見通しを告げる努力をしよう

患者さんへのマナー・接遇 (5)
信頼されるナースのものの言い方

信頼されるナースでいるために

　ナースは患者さんから嫌われるよりは好かれたほうがよいでしょう。しかし、だからといって、ナースは患者さんに好かれるために仕事をしているわけではありません。安全・安心の看護を遂行するために、患者さんに好かれたほうがよいのです。仕事の目的はあくまで看護の遂行です。

　ですから、患者さんにいつもいい顔をする必要もありませんし、何にでも「イエス」と言うわけにもいきません。患者さんを甘やかすなどということがあっては、その人のみならず周囲の人にもマイナスの影響を与えることになります。

　患者さんに優しく接することはナースの基本ですが、ただ優しいだけではなく厳しさを内に秘めているくらいのほうが信頼が厚いものです。あなた自身、最終的に信頼するのは、自分の考えをはっきり言える人、物事をはっきり判断する人ではないでしょうか。

　「優しさ」と「甘さ」は明らかに違います。**本当の優しさはその内側に厳しさも含んでいるものなのです。**

断定的に言うか、やんわり言うか

　信頼されるナースとは、考えをはっきり言える人、物事をはっきり判断できる人であることを述べました。本当の優しさとは、厳しさを含んでいることであるとも述べました。しかし、それをどのように表現するか、言い表すかということは、別の次元で考えるべきことです。

　例えば、物事を断る場合です。相手の意向に対して「イエス」と言うのは簡単なことですが、反対に「ノー」と断るときは相手の心情を損なうことがあります。誰でも自分の意向に対して断られることは、決して快いことではありません。それでも、断らなければならない状況もあるわけです。

このとき、みなさんなら断定的に言うか、やんわりと言うか、どのような言い方をしますか。優しさには厳しさも必要ですが、何でもズバズバとはっきり言えばよいということではありません。つまり、**決断は厳しさを伴って**、また、言うべきことは言わなければなりませんが、**言い方はよく考えて**、ということです。

痛いときは「痛い」と言ったほうがよい場合もある

　看護の場面で一つの例をあげましょう。
　注射をするときに「痛くありませんよ」と言うのと「痛いけれど我慢してください」と言うのとでは、どちらがよいのでしょうか。このことは、一概に決まることではありません。話すべき内容によっても、相手によっても、状況によっても違います。
　後にも述べますが、話には方向があります。現実に注射されたり、痛みを伴う何らかの処置をされたりする場面で、ナースが「痛くないですよ」といったある種の方向を強調されると、患者さんは「人の気も知らないで……」「いい加減なことを言って……」などと、かえって反発を受けるのではないでしょうか。これは患者さんの側とナースの側で、心理的な方向が違うからです。
　相手が幼児であれば「痛くないわよ」「大丈夫よ」などと、まさに子ども扱いもできるでしょうし、かえってそのほうがよいかもしれません。
　しかし、相手が大人であれば「少し痛いですよ」「チクっとしますよ」などと言ったほうが、心構えや覚悟もできようというものです。結果的に「なんだ、それほどでもなかった」ということにもなるでしょう。これは、まさにものの言い方であり、話し方のマナー、心配りというものです。
　ものの言い方、話し方のマナーは、大変に重要な要素です。現実に、そのことで人間関係は良くも悪くもなるものです。これは、第4章で詳しく述べたいと思います。

> **ポイント**
> 決断は厳しく、ものの言い方には気をつける
> はっきり告げることで相手方にいい意味で覚悟してもらおう

患者さんへのマナー・接遇(6)
病室のドアにもノックは必要

病室は患者さんにとっては家同然

「病室に入るときノックは必要ですか？」との質問を受けることがあります。マナーはルールではありませんから、それをしなくても罰せられることはありませんが、原則的にはノックはすべきです。これは、常識と考えましょう。

ガラッとドアが開いて、いきなりナースが忙しそうに入ってきた、などという光景を見かけることがありますが、そこに必要なのはわずか1〜2秒のゆとりです。

ナースにすれば病室は何度も出入りする場であり、さまざまな処置を行う、いわば仕事場です。しかし、患者さんにとっては生活の場であり、自分の居室であり、プライベートスペースであるわけです。ノックをすることで、1〜2秒のゆとりができ、患者さんは誰かが入ってくるなという、心構えができることになります。人によっては、身づくろいもできるでしょう。突然入ってこられては、患者さんも心構えができないため、あわてることにもなります。そのことで不快を感じさせることになれば、いい影響は与えないでしょう。

ノックは2回

「ノックは何回すればよいのですか？」という質問もよく受けます。

「2回はトイレでするもの」だとか、「3回はまどろっこしいからやめたほうがいい」とか言う人もいますが、回数については個人の感覚で構いません。ノックの回数に決まりはないのです。外国の映画を見ると、当たり前に4回くらい叩いていて格好良く見えますね。

筆者は、**一般的に2回でよい**と考えています。要するにスマートに、できるだけ簡素に、加えて「今から中に入りますよ、よろしいですね」という意志が伝わればよいわけです。ですから2回で十分なのです。

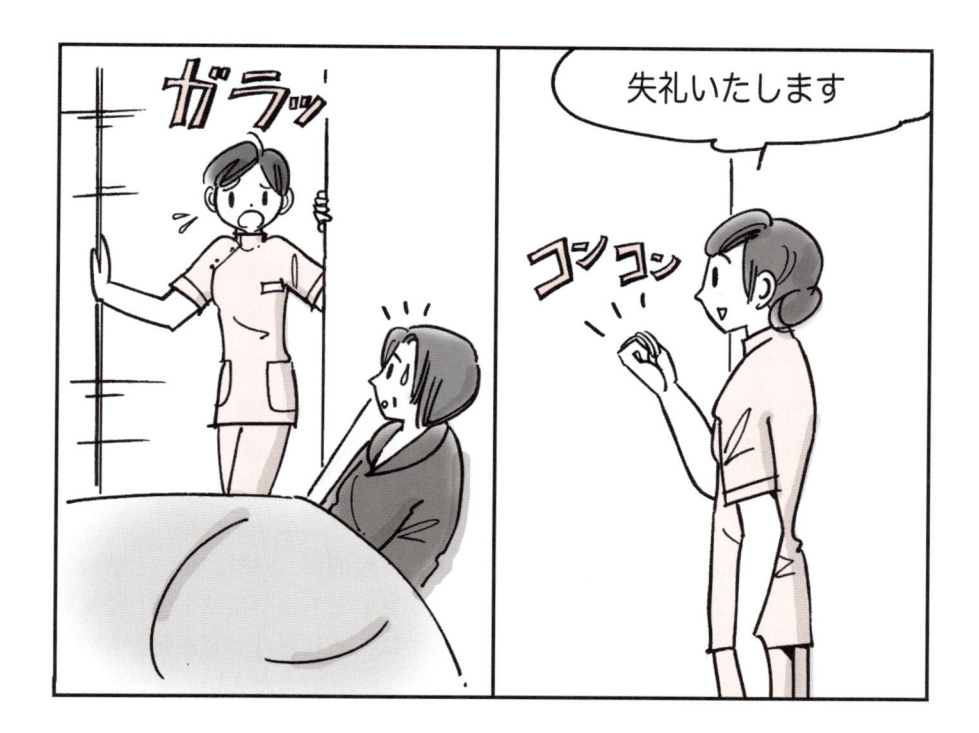

このとき大切なことは、タイミングです。あまりに早いスピードでトントン叩かれて、間をおかずにドアが勢いよく開いたというのでは、お互いにゆとりを感じません。ゆっくりした速度でノックし、わずか1～2秒の呼吸をおいてスーッと開けること、それがマナーでありセンスだと思います。
　そのときに「失礼いたします」「入ります」などと声をかけるとさらによいでしょう。
　これは、大部屋のカーテンで仕切られたスペースに入るときにも同じことです。カーテンではノックができませんから、一瞬立ち止まり「○○さん、よろしいですか」などと、声をかけましょう。

> **ポイント**
> ノックは1～2秒のゆとりを持とう
> 入室の際には、「失礼します」などの声をかけよう

13

患者さんの環境整備への配慮（1）
室温・カーテン・花瓶

室温への配慮

　ナースの仕事は、患者さんへの直接的な処置だけではありません。患者さん自身がその状況において疾病や障害に立ち向かおうとする気持ちを、総合的にサポートすることも重要な役割です。そのためには患者さんの不安を少しでも和らげ、安心して治療に専念できる環境を整えなければなりません。

　環境整備の一つのポイントが室温です。人は一般的に、室温が高いと解放的で、快活な気分になるものです。反対に室温が低いと不安や孤独を感じやすいといわれます。特に初めて入院する人にとっては、それだけでも不安なものですから、そのうえで案内された病室が寒々しく、ベッドも冷え切っているなどとなると、よい気持ちはしないでしょう。心細さもより深まるというものです。

　寒暖の感じ方は個人差がありますし、病院はリゾートホテルではないのですから、すべての人を満足させることは不可能です。また、最近の施設は完全空調で、個別に温度設定しにくい場合もあります。しかし、できる限りの心配りをする姿勢や、時には「いかがですか」といった一言が重要なのです。

カーテン

　室温の管理に大きく影響するのが、カーテンやブラインドの開け閉めです。同じ室温でも日照によって、寒暖の感じ方は大きく変わってきます。また、明るさは気持ちの持ちように大きく影響します。特に明るさを制限される患者さんは別ですが、一般的にはその日の天候、時々刻々の陽光の角度によって、心配りすべきです。

　具体的には、病室を訪れるごとに、カーテン、ブラインドの調整を行いましょう。特に体を自由に動かすことのできない患者さんにとっては、その細やかな心配りはきっとうれしく思うことでしょう。

花瓶

　病室に花を飾る患者さんは多いものです。少しでも病室に華やかな雰囲気を出して患者さんを勇気づけようと、見舞い客が持ってくるケースが多いです。**しかし、生花はきちんとした管理がされてこそ美しいのであって**、しおれて生気を失った花であっては意味がないどころか逆効果です。

　ある病室で、男性患者のベッドサイドの花瓶の花がしおれているのを見たことがあります。男性だから無頓着であったといえばそれまでのことかもしれませんが、一日に何度となく訪れたナースがそのことに気づかなかったのでしょうか。誰かが気づいて花瓶の水を替えたり、古いものを間引いたりできなかったのでしょうか。

　すべての生命に畏敬の念を持ってこその看護だと思います。反対に、そのことに気づき、しおれた花瓶の花を見違えるかのように美しく生け直されたなら、それはそのナースの心そのものなのだろうと思います。

「きれいなお花ですね」
「どなたがお持ちになったのですか？」
「もう、春ですね」
「この花、私の母も大好きなのです」
などと、会話も弾むのではないでしょうか。

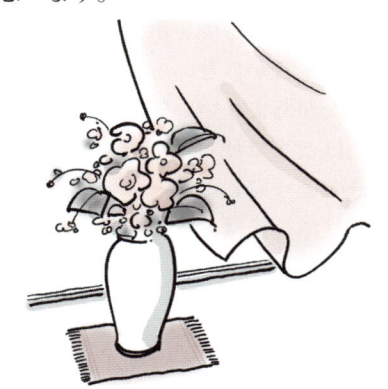

> **ポイント**
> 室温、日照、花などは環境配慮への第一歩
> 環境を整え、患者さんを総合的に支援しよう

患者さんの環境整備への配慮 (2)
リネン・食器

リネン類の交換は片付けるときに注意する

　病室で使ったリネン類、シーツ、枕カバー、タオルなどは、それを**片付けるときにこそ配慮が必要**です。

　新しいものを持ってくるときは、これから使うわけですから、誰でも当然に気を配って運ぶものです。しかし、使い終わったものは当然汚れていますし、これから洗濯するわけですから、割合にぞんざいに扱う人がいるものです。

　例えば、汚れたリネン類が床に置いたままであったり、床の上で丸め込んであったりする姿をホテルなどの宿泊施設でも見かけることがあります。いくら洗濯するからといって、本来肌に触れるものを床に置くことについては、多くの人があまりいい気分がしないのではないでしょうか。ましてや、自分がつい先ほどまで使っていたものであれば、それだけでイメージ的に清潔感が薄れ、そのようにしたナースの気持ちまで荒っぽく見えるのではないでしょうか。

　リネン類は、手早くまとめ、バスケットなどに入れて運ぶのがよいでしょう。

食器も下げ膳がポイント

　食事を終えた食器類は、タイミングよく、なるべく早めに片付けるようにします。食事が終わったにもかかわらず、いつまでも食器が残っているのは決して気持ちのよいものではありません。まして、数時間前に食べられた食器が、病室の床や廊下に置かれているといった光景を見るのは、何かの事情があったにしても、決して快いものではありません。

　レストランや居酒屋などでも、食べ終わった食器をなかなか下げに来てくれなかったり、ましてやそれがすでに帰ってしまった隣のテーブルの人のものだったりしたら、それだけで気分も悪く、早めに引き上げることにもなるでしょう。もうその店には行かないかもしれません。

もちろん、あまりに早く片付けてしまったり、落ち着いて食事ができないほど急かしたりすることは論外です。しかし、**食器をタイミングよく下げることも、患者さんの環境整備のポイント**であることは間違いのないことです。

　その際にも、先に述べたリネン類と同じような注意が必要です。もう下げるのだからと、食器の中に紙くずや薬包紙、PTPシートなどを入れたりする人がいますが、これもあまりよいマナーとはいえないでしょう。食器はあくまで食べるものを載せるのが原則です。

　他にも、残飯を1つの食器に無造作にまとめたりすることも、よいマナーとはいえません。また、油ものが乗っていた食器の上に、ほかの小鉢や碗を重ねたりすることも、マナー違反です。食器は、出された状態で下げる、これはレストランやその他の場所でも原則です。

食器の並べ方にもマナーがある

　食事のとき、テーブルやお盆に載せる食器の配膳にもマナーがあります。マナー通りに配膳された食器を見てください。見た目に美しく、効率的に考えられていることに気がつくはずです。簡単なポイントは、和食ならご飯は左手前、汁物は右手前です。日本食の食器の配置は、図を参考にしてください。

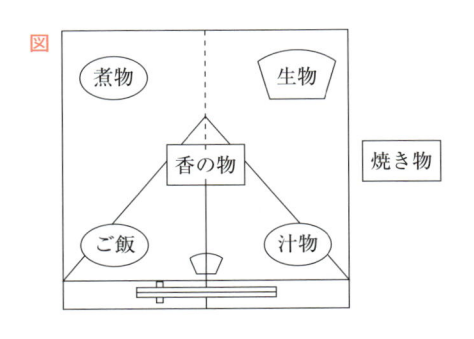

図
- 煮物
- 生物
- 香の物
- 焼き物
- ご飯
- 汁物

　食事を配膳したら、その患者さんにとって食べやすい形は、と少し配慮をしましょう。リンゴが食べやすい形になっていたら、ミカンが一房ごとにむかれていたら、どうでしょう。せっかく気を配ってくれたのだからと、気持ちよく食べてくれるかもしれません。

> **ポイント**
> リネン類、食器を直接床に置かない
> 片付けるときまで気を配るのが給食のマナーと考えよう

食事前後の心配り
食事の介助で気をつけるべきこと

体位、排泄への心配り

　食事はできるだけ患者さん自身でとっていただくことが原則です。しかし、ほかの人やナースの介助を必要とする場合もあります。その場合でも、できる限り**患者さんの意思を実現するように配慮**すべきでしょう。

　介助しながらの食事は一般的に、自身で食べるより時間が長くかかります。患者さんは、同じ体位を長く取らなければなりません。その体位を長く続けることで途中で疲れてしまうかもしれません。その状態が続くことで、食べることの意欲が失われるかもしれません。

　食べ始めはもちろん、食べている途中でも、体位を変える必要があるかを配慮し、何度となく聞いてみることが必要です。

　食事が長くかかるのであれば、食事前に排泄の有無を確認することも常識的な心配りでしょう（次項「プライバシーへの配慮を」参照）。

食べる順序にも配慮を

　食事は患者さんにとって、ある意味で入院生活のなかでも楽しみな一場面でしょう。介助をする場合の食事では、できるだけ食べ物を患者さんの**好みに合わせて順番**に口に運びましょう。単純に「どれから食べますか」と聞いても構いませんが、和食では、まずは汁物を口にすることが常識的ですから「はじめはこれにしましょうね」などでもよいでしょう。

　そのときには、おかずの名前を声に出すことが大切です。「今日は、○○と○○ですよ」「では、○○ですよ」などと言えば、患者さんは何らかの反応を示すでしょう。反応から好みもわかるでしょうし、どれが食べたいかのヒントもつかめるでしょう。「○○がお好きなのですね」などと話しかければコミュニケーションのきっかけにもなります。

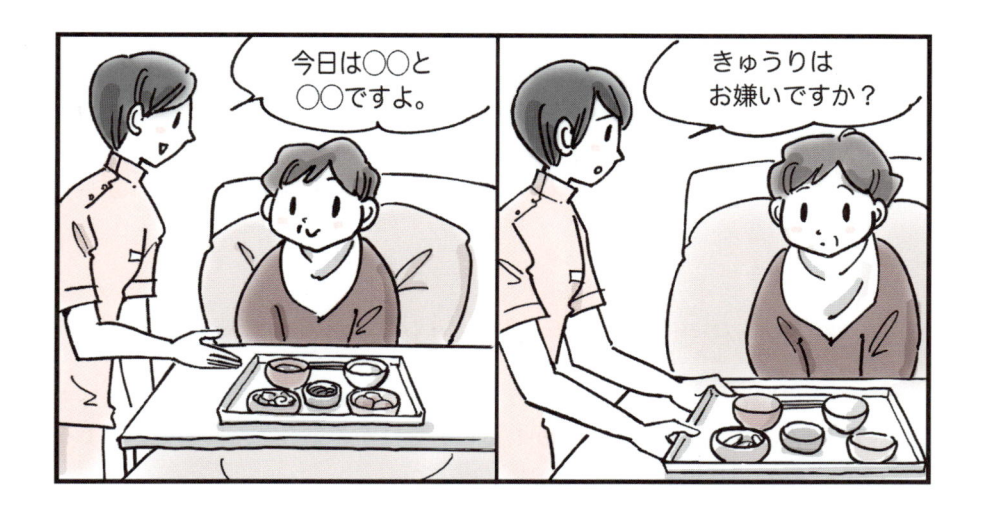

しかしながら、患者さんがそれを要求しない限り、同じものを立て続けに口に運ぶのは考えものです。一皿ずつ片付ける食べ方は、フランス料理の食べ方です。和食は味のバランスを考えながら楽しむのがポイントです。

下げ膳の際は好みや体調を知るチャンス

　食事の最後には、残ったものからも患者さんとのコミュニケーションを取り、有効に使いましょう。
　例えば、残っているものを話題にして「きゅうりはお嫌いですか」などと問いかけると、実はきゅうりが嫌いなのではなく、あえてある酢が苦手であるとか、かかっているマヨネーズが嫌いだったなどということもあるかもしれません。また、嫌いなのではなく、食欲がない、**体調が優れないなどの事情が隠されているかも知れません。**
　患者さんにとって大切な食事は、患者さんとのコミュニケーションのポイントであると考えましょう。

> **ポイント**
> 食事はコミュニケーションの話題として有効
> 食事から得られる情報もあることを意識しよう

食事の介助で気をつけるべきこと　| 91

プライバシーへの配慮を
他人に聞かれたくないことがある

患者さんにもプライバシーがある

　誰でも人に聞いてほしい話題とそうでない話題があります。入院患者、外来患者の境なく、プライバシーにかかわることをほかの患者さんに聞こえるように話すことは、当然慎むべきでしょう。

　個人情報にかかわる話題は要注意です。食べ物の好き嫌いや趣味程度の話題であれば、他人に聞かれたとしても問題になることはありませんが、例えば、住所や年齢、お金に絡む話などは、あまり大きな声で話してはいけません。これはマナー以前の常識でしょう。

　時と場合によっては「ここでお話ししてもよろしいですか」「相談室へ移動しましょうか」などと、プライバシーを守る姿勢を示すべきです。

排泄についてのプライバシー

　前項の「食事前後の心配り」で、排泄の話題を出しましたが、こういった話題は誰でも他人に聞かれたくないことの典型でしょう。

　排泄介助のときに「あー、いっぱい出ましたね」などと、その状況を口に出すナースがいます。親しみを増す意図や励ましのつもりなのか、比較的高齢の患者さんに対してのことが多いようです。相手が幼児であれば、それも励みにもなるかもしれません。しかし、高齢者といっても大人です。プライバシーに配慮しましょう。こういった話題は、ほかの人に聞こえないように注意するということです。

個人的な物の置き場所

　声に出さない行為でも、プライバシーにかかわる物を置く場合などにも注意

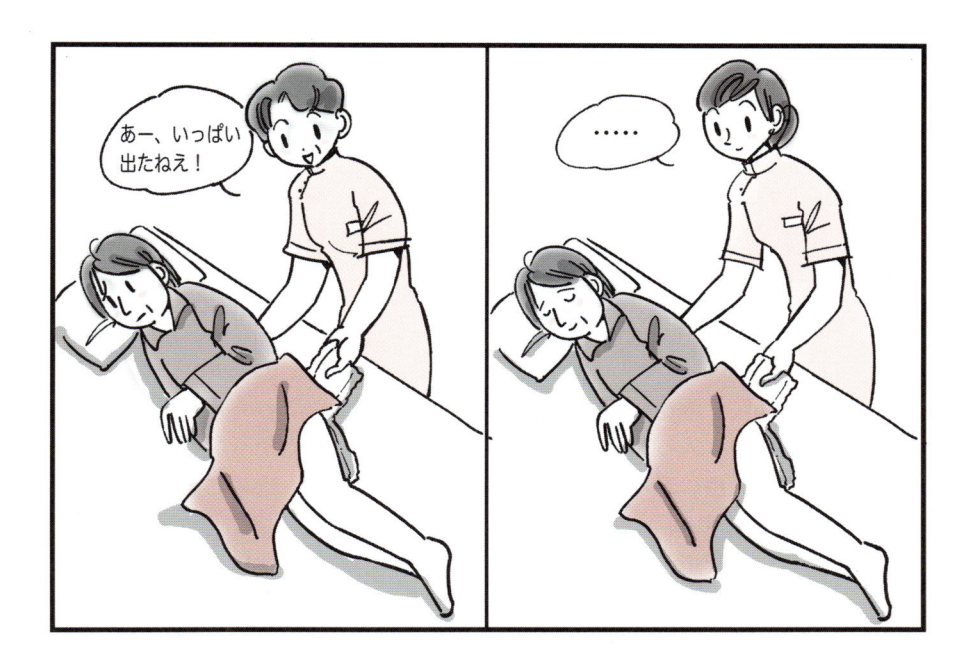

しましょう。

　例えば、個人情報が書かれた書類など、他人の目に留まるところには置くべきではありません。封筒に入れたり、「ここに置いてもよろしいですか」などと、どこに置くかについて**患者さんの許可を得るなどの配慮が必要**です。

　例えば、ご家族の写真です。ベッドサイドに置いて、いつもそれを見ながら楽しみ、喜びを感じたい人もいるでしょう。しかし、いつもはしまっておいて時々出して見たい写真もあるかもしれません。ナースが写真を配置することはないかもしれませんが、そういったことを話題にするかどうかも、少しの心配りが欲しいところです。

　そのほかにも、尿器や寝具、リネン類を無造作に置く、他人から目立つ場所に置くなど、置き方に注意することが必要です。こういったものは、やはり他人には見られたくない、少なくとも見られたいと思わない物でしょう。

ポイント
患者さんの羞恥心への配慮は大切
プライバシーへ配慮しよう

他人に聞かれたくないことがある

17

受付、外来でのマナー
活気のある職場をつくる

院内の雰囲気は全員でつくるもの

　さまざまな病院、医療機関、保健所などの公的機関、これらの施設においては、その建物の中に入ったとたん、活気を感じるところとそうでないところがあるものです。医療の現場ですから一般のお店とは違い、そのことだけが評価の対象ではありません。しかし、そのことで抵抗感なく利用、受診できるか、嫌だなと思いつつ利用、受診するかの、患者側の心理的変化は大きいと思われます。

　「活気のある施設の状況」を表現すると次のようになります。

❶多くの人と人とのコミュニケーションが感じられる
❷誰かと誰かが常にどこかで話をしている
❸職員の動きがてきぱきしている
❹職員の表情が真剣で、ボーッとしている職員がいない
❺患者さんや利用者にどこへ行ったらよいのかわからず、うろうろしているような人がいない

　では、どのようにしてこのような活気のある職場をつくっていったらよいのでしょうか。

声かけの大切さ

　前章でも述べましたが、**コミュニケーションの第一歩は声かけ、挨拶**です。挨拶は相手とコミュニケーションを取りたい、心理的に近づきたいという意思表示です。外来、受付、院内のロビーなどでは積極的に声をかけましょう。

　患者さんや利用者など、施設に入ってくる人を確認したら「おはようございます」「こんにちは」の挨拶はもちろんですが、廊下やロビーでも挨拶や声かけをしましょう。患者さんの帰りがけには「お大事に」が一般的ですが、「さ

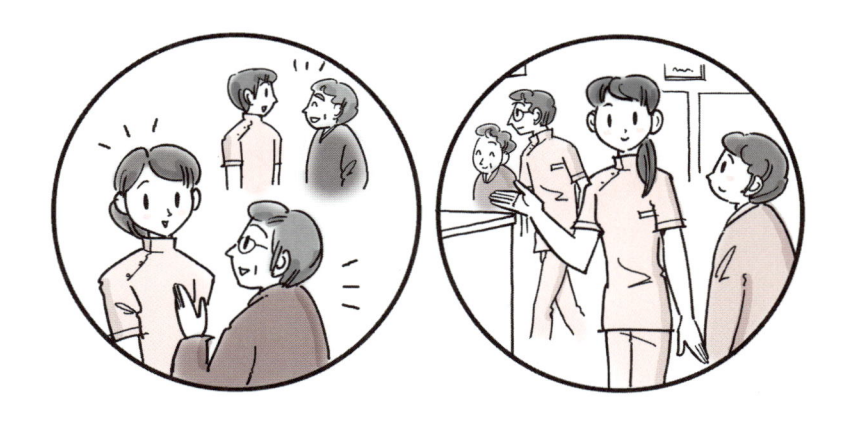

ようなら」「また来週」など、どのような言葉でも決して間違いではありません。どのような状況でも、その声に感情を乗せ、言外に「何かあったらいつでも声をかけてくださいね」という響き、感情、そういった意味を込めましょう。

　また、迷っている人などには特に声かけを徹底しましょう。「何かお探しですか」「どちらへいらっしゃいますか」など、英語で言う「May I help you?」ですね。常識の範囲はありますが、職員が常に目を配り、誰にでも、どこででも、**積極的に声をかける習慣のある職場は間違いなく明るい職場**、ということができます。

　また、あってほしくないことですが、ときに病院内で盗難事件が起こることがあるそうです。もちろん、患者さんの勘違いということもあるのでしょうが、外来待合ロビーでの置き引きなどの話を耳にします。ガードマンが巡回して防止しているところもありますが、ナースや事務員が積極的に声をかける習慣のある施設では、こういった事件が比較的少ないのだそうです。

　職員全員で雰囲気のよい施設をつくることが、さまざまなよい効果を発揮するわけです。

ポイント
声かけの盛んな職場は自然と活気づく
「私に何かできることはありますか？」の気持ちで取り組もう

同僚ナースへのマナー(1)
人間関係を円滑にするには？

同僚との人間関係

　人間関係は仕事への意欲に影響を与えるものです。人間関係で嫌なことがあると顔に出てしまうものですが、友人や同僚でも「あの人、何かあったのかな」と思うことがあるでしょう。同じようなことは患者対ナースでもありそうです。「あのナースさん、今日はちょっと変だな。師長さんに叱られたのかな」などと患者さんはそれを敏感に感じるものです。そういったときのナースは、注意が散漫になりがちで、動作もどこか荒々しくなっていることが多いようです。

　人間関係が乱れていると、仕事への取組みに乱れを生じます。看護の仕事の対象は人ですから、基本的にそういうことはあってはならないわけですが、人と人とが同じ職場で仕事をしているのですから、いつでも完全な人間関係が保たれるというわけにはいきません。人間同士の軋轢で嫌なこともあるでしょう。それが看護の質を高めるための意見の相違であれば、正面から議論もすべきだと思いますが、職場の人間関係の軋轢は往々にして些細なことや、どちらが悪いとはいえないことが原因になることが多いのではないでしょうか。

行動を口に出すこと

　考えを口に出すことは多いものです。当たり前のことですね。ところが行動を口に出す人は意外に少ないものです。

　例えば「○○さん、ちょっと○○をしてくれませんか」などと同僚に何かを頼むとしましょう。そこで、頼んだ自分も「私はこれをやりますから」と自分の行動を口に出してはどうでしょう。頼まれた相手方は、自分に頼んだ意味、理由がさらにはっきりしてくるでしょう。

　実は**自分の行動を口に出すことは**、職場のコミュニケーションを円滑にするコツなのです。

例えば、ナースコールを聞いて、無言で飛び出していくナースがいます。同僚は「ああ、行ったな」と思うだけです。そのとき「○○号室、私、行きます」などと行動を声に出したらいかがでしょう。同僚からは「お願いします」「ご苦労様」などと、声を返しやすくなるでしょう。

　物品を使用する際に「○○使います」などと言えば、次の人が「どこへいった？」などと探すことがなくなるでしょう。行動を口に出すことで、職場の人間関係は確実によくなります。

仕事の後に人あり

　仕事は自分のことだけを考えてするものではありません。常に相手があることです。自分の行動の後には、それを引き継ぐ人がいることを忘れないでいただきたいと思います。そのため、職場のマナーについては、次の観点で考え、職場の良好な人間関係をつくっていただきたいものです。

１）必要な申し送りを欠かさない
　次の人の仕事にかかわること、自分の仕事の範囲で感じた参考になる情報は、不要と思ったことでも**念のためにという**ニュアンスで伝えましょう。

２）口頭での報告に頼らず、メモで渡す努力をする
　人から聞いた話はつい忘れがちなものです。簡単なメモでもよいので、書いて渡すと相手方も理解、整理がしやすく、記憶に残るものです。

３）使ったものは元の位置に戻す
　使った物品は決められた場所に戻しましょう（p.68参照）。

４）なくなった消耗品は補充する
　自分が使って不足した消耗品、医療用具、その他コピーの用紙などの事務用品は、後の人のことを考えて補充しましょう。

５）後の業務に負担が大きいことを感じたら、補助を申し出る
　業務や作業を引き継ぐときには、「わからないことがあったら……」「忙しいようなら……」などと、できる範囲で協力することを申し出ましょう。

ポイント
自分の行動を口に出すと人間関係はよくなる
同僚への心配りを表そう

同僚ナースへのマナー(2)
仕事を休むときにもマナーがある

休日を楽しく過ごすために心得ること

　休日を楽しく過ごすことは、ある意味で大切なことです。筆者も「趣味は？」と聞かれれば、旅行すること、ドライブすること、スノーボードをすること、などと答えますが、それらは休日がなければできないことです。ある意味で、休日は働くための動機づけになっています。

　しかし、反対に、「では、休むために働いているのですか」と問われれば、それは明らかに違います。私たちは自己実現の手段として職業に就いています。自己実現として働き、趣味をもち、ときにはボランティア活動などをしているのです。**自己実現とは、自分の生きる意味を感じる瞬間**、といってもよいでしょう。仕事での自己実現は、多くの場合、人の役に立ったと実感できたときのことだと思います。それは例えば、患者さんや利用者から感謝されたとき、ということになるでしょう。

　仕事は自己実現の場ですが、現実に人生の多くの時間は仕事に費やすことになります。ですから、仕事が面白くなく、休むことばかりを考えているのでは、人生のかなりの時間を無駄にしていることになります。仕事がつまらなかったり、心配だったりすると、休みの時間や趣味の時間も常にマイナスの感情を抱えていることになります。休みの最終日には「ああ、明日からまた仕事か」という感覚になり、憂鬱な気分を味わうこととなるでしょう。

　反対に、ある程度は仕方のないことかもしれませんが、働いてばかりで休むことができない、だから趣味の時間がないという人も、あまり幸せとはいえません。

　仕事を充実させるには、休日が充実しなければいけませんし、仕事が充実しているからこそ、休日も輝くのです。つまり、広く社会で充実した人生を送ろうとすれば、仕事も趣味も充実したものにならなければならないのです。そういう意味で、休むときのマナーについても考えておきましょう。

仕事の進行を考えて休む

　ナースという職業に就いている以上、職場のチームワーク、自分の職務分担、患者さんへの配慮など、さまざまなことを考えて、仕事の充実を図ることが大切です。そのことが、休日を充実させることになるわけです。
　シフトで休むときと同様に急な休みを取るときも、同僚へのマナーとして以下の点を考えましょう。

1）依頼型、相談型で話す
　休暇を取ることで業務に悪影響を与えることは避けなければなりません。「休みます」ではなく「休ませていただいてもよろしいでしょうか」と上司、同僚に依頼、相談するように申告しましょう。

2）最低限の理由や行動予定を告げる
　休む理由や行動の予定を、差し支えない範囲で伝えておきましょう。必要以上に隠すよりも、素直に「……のために」と話せば、周囲の人も気持ちよく応援してくれるでしょう。

3）緊急連絡先を告げる
　責任のある仕事であればあるほど、万が一が起きた場合に備えて連絡先を伝える必要があります。

4）予想される事態へ対処する
　前項でも述べましたが、必要な申し送りを行います。通常の休みであれば、緊急時に駆けつけることも可能ですが、旅行などの場合は同僚に自分の業務を代行してもらうことも視野に入れて「○○の場合は、……」「もし、○○ならば、……」など、詳しく説明し、対応を依頼しましょう。

　休暇の取得は労働者の権利ですから、上記の内容の一部は必ずしもルールとはいえません。そうはいっても、職場の仲間と同じ業務を責任をもって遂行するのですから、可能な限り、マナーとしての配慮をしたいものです。

ポイント
仕事と休日をバランスよく充実させることが大切
休む際の同僚へのマナーも心がけよう

20 在宅医療でのマナー
個人宅を訪問する際に気をつけることは?

訪問の約束を守る

　個人のお宅を訪問するときに、「何分前に伺うのがよいでしょうか」といった質問を受けることがあります。もちろん、その時刻ぴったりに訪問するに越したことはありません。しかし、在宅医療の現場では、前の訪問もあって少し前に着いてしまったり、予想以上に時間がかかって遅れてしまったりなど、必ずしもぴったりの時刻に訪問できないこともあるでしょう。

　組織においては、例えば、会議で大勢の人が集まる約束などでは、5分前集合などが常識的に勧められます。外からの訪問客を迎える場合でも、あまり早いのは困りものですが、5分前くらいであれば、組織的には準備ができているでしょう。これらの5分前集合、5分前訪問は仕事への熱意といった印象もアップするでしょう。反対に5分でも遅れることになれば、他人に迷惑がかかりますし、その仕事への熱心さを問われることにもなりかねません。

　では、在宅医療などにおける個人のお宅はどうでしょう。午前10時に人が来るということであれば、5分も早ければ「えっ、もう来てしまったの!」ということになることが多いと思われます。反対に、5分くらいのことであれば、遅れてもそれほど失礼にはなりません。かえって心構えがしやすいということにもなるでしょう。ただし、遅れることがわかっている場合は、早めに連絡をしておくことは当然のマナーです。

　相手が**法人や組織の場合は5分前訪問**くらいは可、相手が**個人の場合は5分遅れくらいは許される**、このあたりがマナーの限界かと思います。

玄関周りでのマナー

　個人のお宅へ伺ったら、まずは**大きな声で元気に挨拶**します。初対面の方には自己紹介をします。何度も会っている人でも、その日の最初の印象は、その

後のコミュニケーションを左右します。元気な挨拶をされると、こちらまで明るくなるものです。

挨拶と自己紹介は次の要領で行います。

① 「ごめんください」「こんにちは」などと挨拶をする
② 「(初めまして。)私、○○の○○と申します」などと自己紹介をする
③ 「……で参りました」などと用件を告げる
④ 「○時のお約束で参りました」などと約束の時刻を確認する
⑤ 「よろしくお願いいたします」などと挨拶をする

コートは玄関に置く

冬季の訪問ではコート類を着ていくこともあるでしょう。**コート類は原則として家の前で脱いでから訪問**しましょう。

個人のお宅の場合、脱いだコートは手際よくたたんで、玄関の上がり框のところに置きましょう。法人を訪問するときは、土足で入ることが多いでしょうから、案内される部屋に持ち込んでコート掛けに掛けるか、ソファーの脇や膝の上に置きましょう。

スリッパは使う

個人のお宅の場合、**スリッパがあれば使うのが原則**です。スリッパが置いてあって、家人からその使用を勧められない場合は、勝手に使うのではなくこちらから「こちらのスリッパを使わせていただいてもよろしいですか」などと、許可を求めるのもマナーです。

もちろん、帰りがけには、使わせていただいたことに対して「ありがとうございました」とお礼を述べ、スリッパを元の場所に戻しておきます。

> **ポイント**
> **訪問時刻に遅れそうなときには早めに連絡**
> **個人宅ではスリッパを使うことがマナーと考えよう**

21

会話中のマナー
お互いが会話に集中できるように配慮をする

お茶を飲む

　訪問、来訪に限らず、人との話し合いでお茶などの飲み物を出されることがあります。そのようなときに、「お茶を飲んでもよいのでしょうか」という質問をよく受けます。

　もちろん飲んでも構いませんが、ずうずうしい印象を与えることには注意しましょう。お茶を出された途端に、待ってましたとばかりに飲み始めるのはあまりスマートとはいえません。先方から「どうぞ」と勧められたところで、また会話の切れ目で「ありがとうございます」といただくのが頃合いです。こちらからお茶を勧める場合も、タイミングよく「どうぞ、お飲みください」と促しましょう。

　また、飲む際は少しずつ口を湿らせる程度に、**3〜4回に分けていただくのがスマート**です。飲み終えた後、食器に口紅が残るようなら、ハンカチ等で軽く拭うことを忘れないようにしましょう。

中座する場合

　会話の途中で急な用事が入った、急に用事を思い出した、トイレに行きたくなったなど、何らかの用件で席を外し相手方を待たせることを中座といいます。では、そうする必要が生じたらどうすればよいでしょうか。

　現実に急用があるとか、トイレに行きたいといった状況が生じれば、落ち着いて話し合うことができません。話し合いに集中できなければ、話し合いの意味も薄れてしまいます。相手方にも別の意味で失礼です。必要なら、また仕方がないなら、**堂々と中座のお願いをすべき**です。

　ただし、中座は基本的には失礼ですから、しないことのほうがマナーです。別の用件はその会話の後にすることが一番よいことでしょう。やむを得ないこ

ととして中座をするなら、「ただ今、急用ができました。申し訳ございません。席を外してもよろしいでしょうか。本当に申し訳ございません」などと十分なお詫びをして、できるだけ短時間で済ませて必要以上に相手を待たせないように心がけましょう。

会話中に携帯電話が鳴ったら

　会話中に携帯電話の着信音が鳴ることもあり得ることです。もちろん、重要な話し合いの席では電源を切ることも考えなければなりませんが、ナースの仕事柄それは現実的ではないでしょう。**最低限マナーモードにすべき**です。

　会話中に携帯電話に着信があったらどうするか。前項の内容にも関連しますが、出なくてもよいなら会話に専念すればよいわけです。出るならば堂々と「失礼します」と言って電話に出て、最低限の会話で終わらせましょう。

　そわそわしながら、会話と携帯電話の着信にどちらともつかない対応をする、これが一番よくないことです。

会話中に時計や携帯電話を見ない

　会話の途中で時計をチラチラと見る、これが癖のような人がいます。時計を見るという行為は、その人がその前後の行動、予定に意識が向いているということであり、今、そこで話し合われていることについての意識が薄れている証拠です。基本的に失礼な行為と考えましょう。

　会話の途中で**時間が気になったら、時計をさりげなく見る**ことです。また、相手方の腕の時計を見ることもちょっとしたコツです。

　より大切なことは、話し合いの内容、進め方を考え、あらかじめ話し合いの予定を立てておくことです。「本日の話し合いは、○○、○○の順に、30分程度を予定しております」などと冒頭に共通理解をつくることで、途中で「では、あと10分ほどで……」などと時間管理がしやすくなります。

> **ポイント**
> 時計や携帯電話は見ない
> 中座はなるべくしない。必要な場合は堂々とお願いしよう

最後の挨拶はていねいに
見送りに人の心が出る

余韻を残す

　筆者の体験です。ある人がやって来て、打ち合わせをしたときのことです。その人は、話し合いの際には頭を何度も下げて「よろしくお願いします」「何とかお願いします」と平身低頭に連呼していました。私は、一所懸命な人だな、熱意のある人だなと思いました。しかしその人は、いざ話し合いが終わると、別れの挨拶もそこそこに、後も振り向かずに、逃げるかのような印象で早足にさっさと帰って行きました。

　こちらはその人が帰る姿を道端に立って、しばらく見送ったのですが、ついに一度も振り向くことはありませんでした。よほど忙しかったのかと思いますが、挨拶をきちんとする、帰りがけに振り向くなど、ほんの数秒のことです。この人は、話し合いが終わった段階で、すでに気持ちが私に向いていなかったのではないかと思いました。本気で物事を頼んだのであれば、別れの際のマナーにも人の気持ちが表れるものです。

　コミュニケーションに余韻を感じない人はいるものですが、それではその場限りの印象があります。

　反対に、別れの場面でいい人だったな、あの人と話をしてよかったな、また会いたいな、と思わせる人もいます。**余韻を感じさせる人**といってもよいでしょう。

最後の挨拶

　人と別れる際の挨拶は特に重要です。会った瞬間の第一印象も大切ですが、話がかみ合ってくれば、お互いの印象は変わることが期待できます。しかし、**最後の印象はそれ以上変わることはありません**。最後の印象が悪いままであれば、もうあの人には会いたくない、それでも会わなければならないなら「嫌だ

なあ」と、暗い気持ちを引きずることにもなってしまいます。

用件を終えた後の最後の挨拶は、次のポイントを押さえて、ていねいに行いましょう。

1）面会してくれたことにお礼を言う
「本日は会ってくださって、ありがとうございました」など
2）面会してくれたことを価値づける
「お忙しいところ、お時間をいただき……」「お会いできて嬉しかったです」「本日はよいお話をうかがうことができました」など
3）用件のポイントを復唱し、決意を示す
「○○については、よろしくお願いします」「こちらも○○については、必ず○○します」「○○については、よい方向に進めていきましょう」など
4）次回へのつなぎを言う
「では、次回は、○月○日○時に参ります（伺います）」など
5）もう一度お礼を言い、ていねいにお辞儀する
「本日は、本当にありがとうございました」など

見送り３歩

　人を見送るときの最低限のマナーは、ていねいに見送ることです。最後にていねいな気持ちを伝えることができれば、それまでのコミュニケーションを価値づけることになります。**プラスの印象が相手方の気持ちに残るのです。**

　見送りのマナーのポイントは「見送り３歩」です。別れの挨拶が終わったら、相手が帰っていく様子を最低３歩、約２メートルは見送りましょう。それから自分も戻って行くようにします。つまり、タイミングを少し遅らせるのです。そのときに、相手方の背中に向けて「ありがとうございました」「どうぞ、お気をつけて」などと声をかけるとていねいでしょう。声がかかった相手は振り向くかもしれません、そのときに**微笑みと軽い会釈をもってあなたが立っていたら、間違いなく相手の印象はよくなることでしょう。**

> **ポイント**
> 別れ際に心を込めると相手の気持ちにプラスが残る
> 別れ際こそていねいなマナーを心がけよう

これから必要とされるマナー（1）
個人情報の口外に注意

守られなければならない個人情報

　近年、個人情報保護が声高にいわれています。なかには「○○さん」と名前を呼んだだけで「勝手に呼ぶな。個人情報だ」と怒る人もいるようです。もちろん、人の名前を呼んでも法律違反にはなりませんが……。

　しかし、これからの社会では、**個人のプライバシーは守られなければならない**ことは確かなことです。したがって、入院時に患者さんに対して聞くべきこと、聞かなければならないことについては、各医療機関でマニュアルがあると思いますので、それに従えばよいでしょう。そのうえで、聞いてよいこと・いけないこと、つまり質問してもよいこと・いけないことは、常識的に判断する必要があるでしょう。

　基本的には、こちらから何を聞いても相手方が不快を感じることがなければ、そのことですぐに問題になることはありませんが、医療に直接関係のないこと、プライバシーにかかわることを聞いて、不快な思いをさせることがあってはなりません。

　しかし、プライバシーを含めて他人と話し合うことは、お互いが親しみを増すポイントでもあります。そのときどきで「聞いてもよろしいですか」「よろしければお話ください」といったニュアンスで接すればよいでしょう。

　相手方が不快な思いをしない限り、その相手とは何を話しても構いませんが、その内容を口外したり、記録した書類を外部に漏らしてしまったりしたら、それは明らかに問題です。法に触れるかどうかの判断は条件によって異なりますが、常識としてそれはあってはならないことです。

噂話・内緒話は自分を汚す話である

　他人のことを第三者に公言することは多くの場合、控えるべき行為でしょう。

親しい者同士の仲間内で褒め合うのであれば、現実的にそれほど大きな問題にはなりませんが、それが個人的なことで本人が口外されたくないことであったなら、間違いなく嫌な気になると思います。
　また、それが本人には内緒、あなただけに話すから他人には内緒、というレベルになると噂話ということになります。噂話はもともと人に言えないこと、言うべきでないことなので背徳的な魅力を持って語り継がれます。そして、いつか「あの人が○○と言っていた」という形でその本人にも伝わり、不快な思いをさせることになることが多いものです。
　噂話は、人から人に伝わるにつれ、多くの場合、出所がわからなくなります。誰が発信元かがわかっても、最初の人は他人に不快な思いをさせる意図はありません。「そんなことを言ったわけではない」「そんなはずではなかった」「そんな受け取られ方をするとは心外だ」ということになり、誰にも責任がない話ということになり、言ったほうも言われたほうも不快感を残すことになります。
　個人情報を元にした**噂話は、その場は楽しくても、自分も他人も仲間全体を不幸にする話**なのです。

噂・内緒の話は自分で最後にする

　では、どうしたらよいのでしょうか。内緒の話に興味を引かれ、噂話に興じるのは子どもであることの証拠です。「大人のマナー」「賢いマナー」としては、まずは、自分で真実を確かめるまで、その話の内容を鵜呑みにしないことです。そしてマイナスのことは聞いても決して口外しないことです。
　そのために、内緒の話をされたら「今の話、聞かなかったことにしておきます」とかわすことがポイントです。これで、少なくともあなたに来たルートはあなたで最後になりますね。

> **ポイント**
> 個人情報の口外や噂話はしない
> 噂は自分のところで止めることが最良のマナーと心得よう

これから必要とされるマナー(2)
患者「様」でいいのか？

社会の意識の変化

　近年、さまざまな意味で社会が混沌とし、従来の価値観が揺らいできました。よい意味では、みんなが自分の意見を主張できる風潮が生まれ、何人も権利として平等で格差のない社会が実現できてきたわけです。

　医療の現場もその影響を受けたと考えられます。診療を担当する医師や看護師が上の立場で、受診する患者は下の立場、という社会的風潮や当事者意識はおかしい、というものです。そのことは全くそのとおりです。

　話は逸れますが、かつては、医師という存在はたいへん尊大であって、医師は神様にも似た崇拝すべき対象という時代もありました。医師が世間で「お医者様」と呼ばれていたのはつい最近までです。事実、ある種の大病や大怪我をすると、医師のお世話にならなければ生命を維持することもできません。それは今でも同じでしょう。

　そのようななかで、医師や医療機関という存在をより身近に、という風潮ができました。医師や医療機関の側にも、自分たちの立場を冷静に考えた結果「驕り高ぶらずにいよう」、そもそも医療機関が存在するのは「患者様が来てくださるから」という考えから、多くの医療機関が患者に「様」をつけて呼び始めたのです。これは、医療関係者の自分たちへの啓蒙的要素もあったように思われます。

「患者様」か「患者さん」か

　患者に「様」をつけて呼びかける背景には、私たちは患者の存在があってこそ仕事ができるのであって、患者はありがたい存在なのだ、という考え、思想があるわけです。そのことについては、一方で、患者側にもこちらこそお世話になっております、という意識が必要なわけです。多くの患者さんは、そのこ

とを理解しています。すべての職業は、対価を挟んでお互い様で成り立っているのです。職業としての医療の現場に上も下もないはずです。

　しかし、人間は言葉によって考え、言葉の影響を受ける動物です。「様」をつけて呼ばれることによって「自分たちがお金を払っているのだから、職業が成り立っているのだろう」といった感覚から、尊大になる患者さんも出てきました。お金のやりとりに関係なく、おかげ様、お互い様といった本来の姿から外れています。これらの意識をもつ人のさらに一部がクレーマーになり、その数は増えているといっても過言ではないでしょう。

　言葉は時代や状況によって変わるものですから、何が正しいとは一概にはいえません。しかし、医療の場で対等を目指すなら、**人への呼びかけは何人であっても「さん」がよいだろう**と、筆者は考えています。

　「様」で呼びかけるのは、正しくは文語表現の場合ですから、国語的には文法にも反しています。あえてそのことに反してまで、人を「様」で呼ぶとすれば、余程の権威づけがなされることが不自然でない場所、ホテルやセレモニーの場、高級デパートなどで十分ではないでしょうか。

　もちろん、病院によって、「患者様」と呼ぶことが統一されているところもあるかもしれません。この場合は、病院の方針に従うことが優先されますが、本来的な意識として、以上のことは心に留めておいてほしいことです。

> **ポイント**
> お互い様の精神が大切
> 医療の場での対等は「さんづけ」で表現しよう

これから必要とされるマナー (3)
困った人々への対応

モンスターペイシェントといわれる人への接遇

　前項で述べたように、みんなが自分の意見を主張できるような社会風潮から、さまざまな場面で"自分の意見"と称して客観的には非常識なクレームを言う人が増えてきました。「クレーム」の意味は「主張する」ことですから、意見を言うことには何の問題もありません。むしろ正しいことです。

　意見は何を言っても構わないわけですが、言われる側としては、その内容が受け入れられないものであれば、断るしかありません。理不尽、非常識な申し出を受け入れることは、間違っていますし、できないことはできないのです。つまり、**理不尽、非常識な意見、要望、申し出は断ることが正しい対応**なのです。

　しかし、こちらが断れば素直に聞き入れてくれるかというと、必ずしもそうではありません。いくら断っても、しつこく言い続ける人がいます。言っている内容は正しくても、言い方に非常識な面を含んでいる人、怒鳴る、暴力を振るう、侮辱する人などもいます。これらの人々を、「モンスターペイシェント」などと揶揄することがあります。正式な呼び方ではありませんので、本当はこのような言葉を使うこともよろしくはないのですが、そういった概念を越えてひどいことをされるので、まるで怪物のようだとマスコミにも登場するのです。

　では、このような人々には、どのように対応したらよいのでしょうか。

　端的にいえば、相手がひどいことを言う、ひどいことをする人であっても、こちらは同じ手段を使ってはいけない、ということです。同じ手段を行使すれば、お互い様になってしまいます。正義とは、あくまでこちらは誠心誠意、正しく対応したということなのです。したがって、いくらモンスターペイシェントといえども、こちらは誠意を表す接遇・マナーを行使しなければなりません。

　具体的な対応については、相手のあることで、そう簡単なことではありませんから、詳しくは、本書の姉妹本『ナースのためのクレーム対応術──苦情を

「患者満足」へつなげるポイント』（2010年、中央法規出版）を参考にしていただきたいと思います。ここではクレームを未然に防ぐポイントにだけ触れます。

クレームを未然に防ぐには

　モンスターペイシェント、常習クレーマー、クレームや意見を言う人などから、私たちの職場にはさまざまな意見、要望が寄せられます。それらすべてについて、こちらは誠意を表す接遇・マナーを行使する、と前述しました。そのことは、クレームを未然に防ぐことにもつながります。

　筆者の感覚では、クレームの90％以上が、マナーやものの言い方、接遇のまずさに何らかの影響を受けていると思われます。仕方のないクレームもありますが、**多くのクレームは接遇・マナーから発している**もの、といっても過言ではありません。

　人を待たせるにしても、何らかの説明もなく当然のように待たされれば相手方はおもしろくありません。やがて不満が溜まり爆発して、クレームになることもあるでしょう。しかし、適切な説明があれば「一生懸命にやってくれた、仕方のない結果なのだ」と、むしろ感謝されるかもしれないわけです。

　また、接した看護師自身が悪いわけではないクレームも実際のところ多いものです。つまり、医療機関にすでに何らかの不満を持っていて、それが何かのタイミングでクレームになるケースです。そのような場合も、**誠心誠意、接遇・マナーをもって接することで、相手の印象が変わる**ことがあります。
「自分は今まで、この病院の職員は不親切な人が多いと思っていた。今日もおもしろくないと思って来たが、あなたはいい人だね」
「この前の人は不親切だったけれど、あなたみたいに言ってくれればよくわかる。つい大きな声を出してすまなかった」
　このような言葉は、接遇マナーによって、相手方の誠意を引き出すことができた結果でしょう。

> **ポイント**
> **クレームのほとんどが接遇・マナーに原因がある**
> **誠心誠意を込めた接遇・マナーを心がけよう**

確認チェックリスト

以下の項目は第3章で学んだ内容です。自分はできていると思う項目にチェックを入れましょう。

- ☐ 見られていることを意識する→ p.62
- ☐ おしゃれに対する客観的判断→ p.64
- ☐ 物品の受け渡し→ p.66
- ☐ 物品使用後の整理整頓→ p.68
- ☐ 患者さんの私物の整理は患者さんに確認→ p.72
- ☐ 患者さんへの日課や見通しの説明→ p.74
- ☐ ナースコール等の機器の使い方の説明→ p.76
- ☐ 点滴の説明→ p.78
- ☐ 待たせるときの説明→ p.80
- ☐ 患者さんに信頼される話し方→ p.82
- ☐ 病室入室時のノック・声かけ→ p.84
- ☐ 患者さんの環境整備→ p.86
- ☐ 食事前後の心配り→ p.90
- ☐ プライバシーへの配慮→ p.92
- ☐ 積極的な声かけ→ p.94
- ☐ 自分の行動を口に出す→ p.96
- ☐ 休むときの段取り→ p.98
- ☐ 個人宅を訪問する際のマナー→ p.100
- ☐ 会話中のマナー→ p.102
- ☐ 別れ際のていねいな見送り→ p.104
- ☐ 個人情報の取扱い→ p.106

第4章

コミュニケーションスキルを身につけよう

1

発声の基本
はっきりした発音で

心は声に表れる

　今朝も、病棟をしわひとつない白衣を身につけ、背筋を伸ばし、穏やかな笑顔で、足音も立てず颯爽と歩いているナースがいます。彼女の「おはようございます」の挨拶の声は、明るく生き生きと凛とした響きがあります。

　患者さんは、ナースの明るく生き生きとした声を耳にしたとき、「患者さんのために」というナースとしての強い気持ちを感じることでしょう。無意識的にこちらまですがすがしい気持ちになるのです。

　これは声がそうさせているのではありません。声に表れた心を周囲の人々が感じているのです。人の心を動かすのは、人の心です。そして**心は声に表れる**ものだからです。

　人は誰でも、悲しいときや悩みごとがあるときには沈んだ声に、嬉しいときや楽しいときには明るく弾んだ声になるものです。でも、自分が悲しいときにそれを他人に振りまいて、周りの気持ちまで沈ませることはすべきではありません。いつでも明るく振舞いたいものです。

形整えば心おのずから整う

　「形整えば、心おのずから整う」といいます。ここでいう「形を整える」とは、表情や声を整えること、つまり、明るく生き生きとした声を出すように努力すれば、心もおのずから明るく生き生きとしてくるということです。

　では、明るい声を出すにはどうしたらよいでしょうか。まず、はっきりと発音することです。普段から人と話すときには、口を大きく開けて大きめの声を出してみましょう。その声を明るく響かせます。そうすると、おのずと心も生き生きと明るくなっていくものです。しかも、そのことで表情も優しく穏やかになっていることに気がつくことでしょう。今日は体調が思わしくない、気分

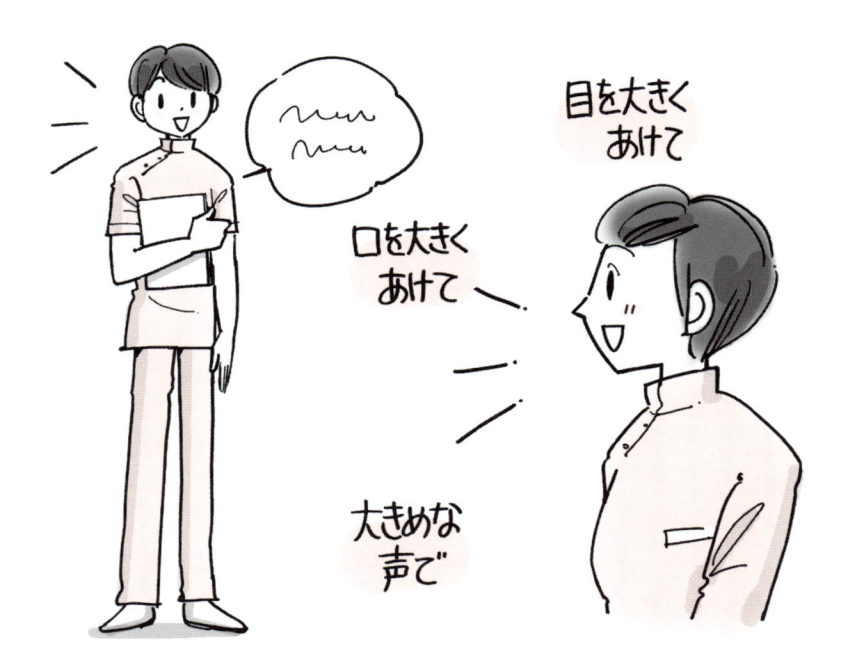

が乗らない、そんな日はまず声を大きめに出すことを心がけましょう。

　ナースの明るく生き生きとした発声は、患者さんに親しみと信頼の気持ち、さらには**希望までも抱かせる**ものなのです。

正確に伝えるために

　言葉は、相手に**情報を正確に伝えるためにも、はっきりと発音する**必要があります。いくら大きめの声で発声しても、聞き取りにくい発音で、間違って伝わるようでは、命にかかわる仕事に携わるナースとしては、重大な事態を招きかねません。

　医療スタッフ間でも患者さんとの間でも、間違いのないように十分な確認、注意が必要ですが、まず基本的なことは「はっきり発音」することです。

ポイント
生き生きとした発声は自分も周囲も明るくする
気分が乗らないときこそ大きめの声を出そう

敬語の基本(1)
身内か外部かで判断

相手は身内か外部かが判断のポイント

　言葉遣いのマナーとしては、まずは敬語をマスターしていただきたいものです。敬語というと使い方が難しいと思われがちですが、基本を覚えてしまえばさほど複雑なものではありません。むしろ良好な人間関係、スムーズなコミュニケーションが生まれ、より楽に話ができるものです。

　まず、敬語を使うときは、その**相手が身内なのか、外部の人なのかを、そこにいる相手に合わせて考える**必要があります。表現しようとする相手が身内の関係（自分自身、身内、自分の所属する組織の人間など）ならば謙譲語を使い、外部の関係なら尊敬語を使って表現します。身内か外部かの基準は、より結びつきの強いほうを身内と考えます。社会的身分や年齢の差などは、その次に考えればよいことです。

　例えば、あなたが患者さんとそのご家族に、上司である看護師長とともに退院後の説明をするとしましょう。師長はあなたと同じ病院の職員ですから、結びつきは強いと考えます。したがって、患者さんやご家族に対しては「今、師長の○○が申しましたように……」などと、謙譲語を使って表現するのです。

　では、次の場合はどうでしょうか。あるとき、後輩ナースのご家族がナースステーションを訪れました。あいにく、後輩ナースの□□さんは不在です。あなただったらどのように言いますか。

　本来なら、同じ病院の職員である後輩ナースは自分と結びつきが強い、と考え謙譲語を使って表現するところですが、そこにいる相手は後輩ナースとより結びつきの強い家族です。こういう場合あなたは、後輩ナースのご家族に対して「あいにく□□さんは、席を外されています。間もなく戻っていらっしゃいますので、こちらでお待ちいただけますか」などと、尊敬語を使って表現することになります。

身内に使う敬語と外部に使う敬語

　外部に使う敬語は「尊敬語」といい、動作を表す言葉に「お〜なる」または「〜れる、〜られる」と表現します。患者さんが自分で鞄を持てば「鞄をお持ちになる」です。同僚に師長が来ると知らせるときには、「師長がおいでになる」「来られる」「いらっしゃる」と表現します。

　他方、身内に使う敬語は「謙譲語」といい、「お〜する」をつけて表現します。例えば、あなたが入院患者さんの鞄を持つときには「鞄をお持ちします」となります。そのとき、向こうから同僚のナースが来れば、身内の関係になるので「○○が参りました」と表現します。

　尊敬語と謙譲語の例を以下にまとめました。

●尊敬語と謙譲語

	尊敬語	謙譲語
会う	会われる、お会いになる	お目にかかる
言う	言われる、おっしゃる	申す、申し上げる
行く	行かれる、いらっしゃる	参る、伺う
いる	いらっしゃる	おる
思う	思われる、お思いになる	存じる
聞く	聞かれる、お聞きになる	うかがう、拝聴する
来る	来られる、見える、お見えになる、お出でになる、お越しになる、いらっしゃる	参る、伺う
する	される、なさる	いたす
食べる	お食べになる、召し上がる	いただく
見る	見られる、ご覧になる	拝見する
もらう	お納めになる	いただく、頂戴する

> **ポイント**
> 基本を押さえれば敬語は楽に使える
> 相手が身内か外部かで判断しよう

敬語の基本 (2)
「言い終わり」にポイントがある

美しい言葉遣いの基本

　美しい言葉遣いというと、かしこまった言葉や難しい敬語を使わなければいけないと思ってはいませんか。実はとてもシンプルなことなのです。美しい言葉遣いの**基本は「です」「ます」をきちんと使うこと**、それだけで十分です。

　そもそも、話すという行為は話の意味や内容を、正確に感じよく伝えることが目的です。なにもわざわざ、無理して難しく言う必要はないということです。

　例えば、院内で「すみません、売店はどこですか」と聞かれたとしましょう。「売店？　ここをまっすぐ行って、突き当たったら右。違う。違う。そう。そこそこ」これではせっかく教えてあげても、相手はいい気持ちがしないでしょう。つまり、言葉遣いが適切ではないということです。そこで、「です」「ます」を使いましょう。それだけで美しい言葉遣い（正しい敬語）になります。「売店ですね。この先の突き当たりの右側です。違います。違います。そうです。そこです、そこです」と言えば、感じ方が全く異なると思いませんか。

　このように、言い終わりに「です」「ます」を使うだけで、社会人として節度のある言葉遣いになるといえます。ナースとして患者さんやご家族に接する場合、これなら子どもからお年寄りまで、社会的に地位の高い方でも、節度のある美しい言葉遣いとして受け取ってもらえるでしょう。

言葉遣いのポイントは言い終わりにある

　美しい言葉遣いは、言い終わりにポイントがあるものです。例えば「どうしたのだ」「どうしたの」「どうしたのですか」「どうされたのですか」「どうかされていらっしゃるのですか」などの言い方を考えてください。意味が同じようでも、言い終わりの言葉が違ってくると、全く違うニュアンスになるのです。上からものを言っている偉そうな印象から、心配りを感じるものまでさまざま

でしょう。

「どうしたの」は、友人同士なら十分でしょう。先輩になら「どうしたのですか」が、最低限必要な「美しさ」「節度」といえます。相手が高齢者であれば、「どうされたのですか」「どうかされていらっしゃるのですか」が、「温かみ」「尊敬」あるいは「いたわりの心」を感じさせる表現だとわかるはずです。

ナースとしての心や思いやりは、言い終わりに表れるものです。患者さんには**美しい言い終わりの言葉**で接していただきたいものです。

> **ポイント**
> ナースの心や思いやりは、言い終わりに表れる
> 言い終わりを意識して気持ちを伝えよう

column

父親を看取ったときの話

数年前に父親を病院で看取ったMさんはそのときの医師や看護師に今でも感謝しているといいます。末期がんで入院していた父親が危篤となったその夜のこと、病室で仮眠していたMさんは騒がしい音で目が覚めました。気がつけば、周りに医師や看護師が数名あわただしく動いています。やがて心電図の波形が一直線になり……、医師から「ご臨終です」と告げられました。その瞬間、周りの看護師から小さな嗚咽が漏れてきたのです。

Mさんは心を打たれたといいます。医療スタッフが全力をあげて父親の治療にあたってくれたのだと、そのときに実感したのです。父親は幸せだったと、Mさんは今でもつくづくありがたく思うのです。そう感じられるMさんもまた癒されているに違いありません。

医療従事者なら誰でも、患者さんのために全力で治療にあたっているはずです。いつでも冷静であることは最も大切なことであり、決して取り乱すことがあってはなりませんが、素直な感情を患者さんやご家族に感じてもらえることも、治療と同じくらい大切なことではないでしょうか。

コミュニケーションの基本 (1)
人の呼び方、自分の呼び方

自分のことは「わたくし」から始める

　自分のことを表現するとき、あなたは何と言っていますか。「私（わたくし）」と表現できているでしょうか。**美しい言葉遣いの基本は「私（わたくし）」**です。
　「わたし」ではいけないのか、という声が聞こえてきそうですが、「わたし」では不十分だと思っていただきたいのです。
　理由は2つあります。1つ目は「わたし」という言葉から受ける印象です。「わたし」からは、とくに美しさを感じられないからです。2つ目は「わたし」という言葉から始まる表現は、美しい方向へ発展しにくいからです。
　例えば、病室の患者さんに薬を持っていくことになったとき、「わたしが持っていくから」「わたしが持っていくね」などという言い方は、極めて自然に感じることでしょう。しかし、「わたしが持って参ります」とは言いにくいのではありませんか。つまり、「わたし」では、美しい方向へ発展しにくいということなのです。
　それでは「わたくし」ではどうでしょうか？
　「わたくし」を使うと、「わたくしが持って参ります」と、自然により美しい方向へ発展していきます。加えて、響きも美しくやわらかい、上品な印象を与えるものです。「わたくし」という言葉に慣れれば、患者さんへの自己紹介でも「わたくし、〇〇と申します」などと、敬語も自然に使えるようになるものです。

人を呼ぶときの基本は「さん」

　人を呼ぶときは**「さん」をつけることが基本**です。男性には「君」、女性には「さん」と思っている人がいるようですが、現代ではこの習慣はなくなったと言ってよいでしょう。仕事の場では、職務上の肩書以外はすべて「さん」を

つけます。公的な時間は同僚なら名字に「さん」を、患者さんにはフルネームに「さん」をつけます。

　なぜ、患者さんをフルネームで「さん」と呼ぶ必要があるのでしょうか。皆さんは高齢の患者さんに「おじいちゃん」「おばあちゃん」と、親しみを込めたつもりで呼んではいませんか。患者さんのなかには、他人からそんなふうに呼ばれることに腹立たしさを覚える方もいます。ナースとして、公私のけじめをつけた節度ある言葉遣いを心がけましょう。

　なお、第3章「24 これから必要とされるマナー（2）」でも述べましたが、患者さんの呼び方には「様」を使う医療機関もありますが、組織として統一されていれば、それに従いましょう。

患者さんの名前はフルネームで確認を

　患者さんをフルネームで呼ぶことの意義は、それが患者さんの怒りを買わないためだけではなく、ほかにも大切なことがあります。認知症の症状が出始めた患者さんに、繰り返し姓名を呼びかけると、反応を示すことがあるそうです。「○男さん、あなたは○男さんですね」と何度も呼びかけていると、やがてそれが意識の覚醒につながっていくこともあるのです。また、結婚されて姓が変わった場合など、名前で呼んで初めて反応が表れることも少なくないと聞きます。特に女性の場合はよくあることなのだそうです。

　ナースの仕事は、命にかかわることであるだけに少しの間違いも許されません。患者さんの取り違えなど論外です。処方箋や指示箋によって、処置、与薬、輸液など忙しい業務に追われるなかで、事故防止のためにも患者さんをフルネームで呼ぶこと、**フルネームで確認する**ことを一貫して守ることです。

> **ポイント**
> 「わたくし」から始めると美しい言葉遣いになる
> 患者さんの名前はフルネームで確認しよう

コミュニケーションの基本 (2)
マジックフレーズを使う

心を満たす魔法の言葉

マジックフレーズは「**魔法の言葉**」といわれています。いったい何が魔法なのかといえば、この言葉を聞くとだれでも心豊かになる、悪い気持ちになる人はいない、ということなのです。つまり、相手の心を満たすという意味で「魔法の言葉」というわけです。

その代表的な言葉の1つが、お礼の言葉です。「ありがとうございます」「お世話になりました」。心の込もった「ありがとう」に対して人は好意を感じます。思いがけなく、その言葉に接してとても満たされた気持ちになるものです。

2つ目にお詫びの言葉があります。「すみません」「失礼します」「申し訳ありません」などです。こちらに非がある場合は誠心誠意お詫びをするのは当然ですが、ちょっと通路をあけてもらうというようなときなどに使うと、相手も気持ちよく動いてくれるものです。

最後にねぎらいの言葉です。「ご苦労さま」、あるいはその場の状況によって「お帰りなさい」「さようなら」といった挨拶の言葉でも、同じような意味合いを持つことができます。もちろん、これ以外にもたくさんありますが、いずれも相手の自尊心を守り、相手の心や立場を満たした言葉といえます。

マジックフレーズを使って「感じのよい人」になる

では実際に、マジックフレーズをどのように使ったらよいでしょうか。例えば、混雑した電車に乗っているとしましょう。降りる駅に到着しましたが、車内は乗客で身動きができないほどです。車内の奥からドアまで行くのに、あなただったらどうしますか。「ちょっとどいてください」と周囲の乗客をぐいぐい押して行ったら、押された人たちは眉をひそめるでしょう。「そんなに押すなよ！」などと大きな声を出す人もいるかもしれません。

そんなとき「すみません、降ります」「恐れ入りますが、通していただけますか」などと言えば、周りも道をあけるよう協力してくれるはずです。「ありがとうございました」と過ぎて行けば、「感じのよい人」と周りの人々も思うでしょうし、和やかな雰囲気にもなるというものです。

　おわかりのように、人に何かをしてもらうとき、人に何かをしてもらったとき、こちらから何かを伝えるとき、人に何かを伝えてもらったときに、マジックフレーズを言いたいことの前後につけて**クッションのように使えばよい**のです。以下の使い方を参考にしてください。

〈マジックフレーズの使い方〉
依頼するとき
「お手数ですが、〜をお願いしてもよろしいでしょうか。申し訳ございません」
「お忙しいところ申し訳ございませんが、〜。恐れ入ります」
してもらったとき
「ありがとうございました。大変だったでしょう」
「恐れ入ります。お手数をおかけしました」
話をするとき
「申し訳ございません。こちらからお話ししてもよろしいですか」
「恐れ入りますが、話を聞いていただけますか」
話を聞くとき
「ありがとうございます。どうぞ、何でも言ってください」
「〜。それはご心配をおかけしました。申し訳ございません」
「〜。申し訳ございません。で、その後はどうしたのですか」
辞去するとき
「ありがとうございました。これで失礼します」
「では、失礼します。本日はお手間をかけて申し訳ございません」

> **ポイント**
> 自然とマジックフレーズが使えるようにする
> 言いたいことの前後につけてクッションとして使おう

コミュニケーションの基本 (3)
他人への関心を示す

患者さんに関心を向ける

　人は他人から関心を示されることによって親しみを増す、敵対心が薄らぐ、という心理学の法則があります。

　人は誰でも自分自身のことについては、大変強い関心を抱いているものです。それゆえに、自分のことに関心を持ってくれる人については、ありがたくも思い、親しみの気持ちを感じるものです。まして患者さんにとって、ナースから温かい関心を向けられることは、ありがたく嬉しいことにほかなりません。他人と良好な人間関係をつくるには、まずは**温かい関心を向ける**ことが大切なのです。

　あなたは患者さんに対して、どこまで温かい関心を向けることができるでしょうか。

　温かい関心を向けるということは、時として患者さんのつらさを思いやることになるでしょうし、回復をともに喜ぶことやさまざまな気配りにもつながります。また、看護本来のあり方である、患者さんに対する励ましや強い指導性にもかかわってくることといえるでしょう。

　では、「患者さんに関心を向ける」とは具体的にどのようにすればよいのでしょうか。その答は、患者さんの身の回りのことで目にしたことや、聞いたことを一定のルールに従って話せばよいということです。これを関心表現と呼んでいます。

関心表現の仕方

　あなたが病室を訪れたとき、患者さんのどこを見ているでしょうか。患者さんの顔色など容体に関することはもちろん気をつけて観察すべきですが、その他のことにもできるだけ関心を向けているでしょうか。

例えば、ベッドサイドに写真を飾っている患者さんには、「かわいいお嬢ちゃんですね」と声掛けしてみる。「孫なんですよ」と相好を崩したら、「おいくつですか」という具合に話を進めます。もちろん、患者さんの話は聞き捨てにせず、後でメモなどして覚えておきます。後日その患者さんに、写真のお孫さんが家族と一緒に面会に来たら、「いつも、○○さんが『かわいいでしょう』と自慢していらっしゃるんですよ」などと話ができるでしょう。患者さんのご家族も、そういうナースには親しみを感じるはずです。

　患者さんのベッドサイドに映画の雑誌が置いてあれば、さりげなく映画の話題をしてみる、好きな映画の話や、○○という女優のファンなどという話が出たら、たとえナース自身に興味のない話でも、身内がファンであったなど、何かしら共通の話題にもっていけば、患者さんは以前より親しみを感じ話しやすくなるはずです。

　また、退院する患者さんに「おめでとうございます。○○さんは××関係のお仕事でしたね。また忙しくご活躍でしょう。どうぞ、ご無理なさいませんように」などと挨拶すれば、患者さんはうれしく感じることでしょう。ぜひ、患者さんとのそれまでのコミュニケーションのなかからでも、関心を表現していただきたいものです。

　関心を表現することは、その人の心のありようを表現することでもあります。それは、患者さんとの心の結びつきをより深めるとともに、**あなた自身の心を磨くことにもつながる**のです。

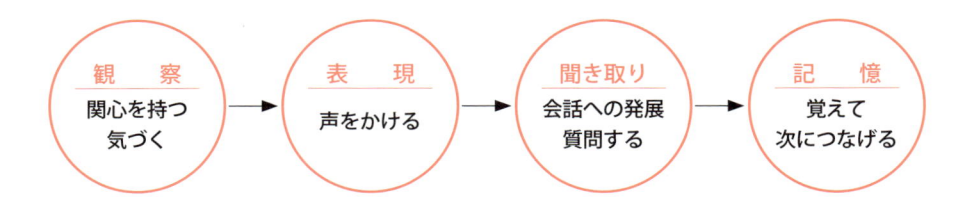

観察　関心を持つ　気づく　→　表現　声をかける　→　聞き取り　会話への発展　質問する　→　記憶　覚えて次につなげる

> **ポイント**
> 人は関心を向けられると親しみが増す
> 患者さんの関心事を覚えておこう

他人への関心を示す

聞き方の基本 (1)
聞くことの大切さ

耳を生かしてこそ舌も活きる

　昔から、「話し上手は聞き上手」、あるいは「人は1つの口と2つの耳を持つ」などと言われています。これらは、「話すことに長けている人は聞くことにも優れている」「話すことの2倍の時間を聞くことに費やしなさい」などということにもつながります。しかし、うまく話したいと意識的に努めることはあっても、聞くことに同じような意識をもつ人は少ないものです。聞くことがいかに大切か、このことになかなか気づかないためでしょう。

　聞くことには次の3つの効用があります。

　1つ目は**知識が豊かになる**ということです。人の話をよく聞く人は、ほかの人の話から多くのことを学び、自らを成長させることができます。

　2つ目は、**人から好かれる**ということです。ナースに限らず、人の悩みや相談ごとに真摯に耳を傾ける人が、好かれないはずがありません。

　3つ目は、聞くことによって**相手の気持ちを理解できる**、言葉を換えれば、ナースとして患者さんの気持ちに応えることができるということです。相手が理解できてこそ、相手の聞きたいこと、求めていることに適切に応えることができるのです。

　裏を返せば、聞くことを疎かにする人、きちんと人の話を聞くことのできない人は、話す能力そのものが低いと言わざるを得ません。

聞き方のマナー

　話をすることは、事実や考えをお互いに表すことといえます。こちらから正しく話すことはもちろん、相手にも正しく話してもらわなければなりません。そのことは、相手の言い分も正しく聞くこと、相手が話しやすい雰囲気をつくること、そのことの大切さを意味するわけです。

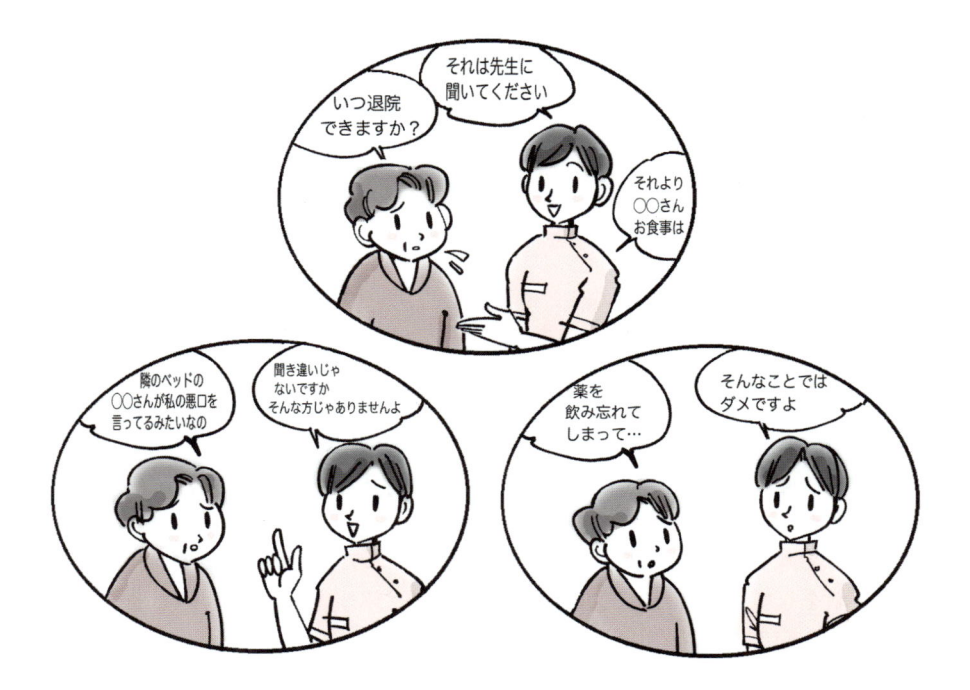

話し方も大切ですが、聞き方も大切なのです。ここでは聞き方のマナーをいくつか紹介しましょう。
❶話の腰を折らない、揚げ足を取らない
❷話題を自分勝手に変えない
❸何でも聞く姿勢を持ち、知ったかぶりはしない
❹勝手に結論を出したり、結論を口外したりしない
❺相手の話を否定せず、価値づける姿勢を持つ

　ここにあげたマナーは、人の英知にふれ、広く知識を得るためのマナーでもあります。聞き方のマナーに心を配ることは、必ずや、皆さんの人生を豊かにしてくれるでしょう。

ポイント
話し上手は聞くことを疎かにしない
人の話を積極的に聞き、自分自身を高めよう

聞き方の基本 (2)
あいづちの活用

あいづちを適切に打ちながら聞く

　話をするときに、相手が話を真剣に聞いていると感じられれば、話す意欲もさらに増すというものです。そのためには、**あいづちを打ちながら聞く**ことが重要です。適切なあいづちを打つことによって、相手の話をさらに感じよく効果的に聞くことができます。

　会話の基本となるあいづちには、代表的な3つの種類があります。相手に感じよく話をしてもらうためにも、意識してふんだんに使いたいものです。

1）受容のあいづち
　「そうですね」「なるほど」から「はい」「ええ」などの軽めのものまでいろいろありますが、相手の立場や考え方を受け入れることで、さらに話の意欲を高めます。

2）要約のあいづち
　話の切れ目で、それまでに出た話を要約し、復唱します。「……というわけですね」「結局、○○と○○が問題なわけですね」などと、真剣に聞いているからこそ要約できるわけですから、内容の確認とともに、相手にこちらの気持ちをアピールできます。

3）発展のあいづち
　「それから」「ほかには」「その先は」といったつなぎのあいづちや、「こちらからうかがってもいいですか」「結局、最後は？」などと質問を加えてさらに話を深く発展させるあいづちです。

上手な聞き方の基本

　人が話すとき、相手が聞いているかどうかということは、大変気になることです。あいづちを打つことが大切だとはいっても、気のないあいづちでは真剣

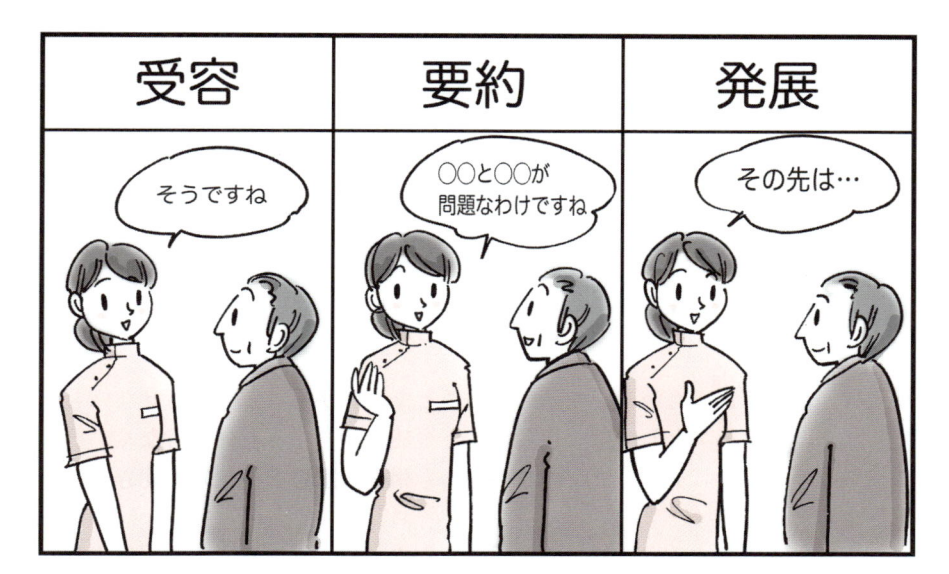

受容	要約	発展
そうですね	○○と○○が問題なわけですね	その先は…

に聞いていることが伝わりません。普段の会話でもそうですから、まして、普段と違う状況で話すことなら、一層の注意が必要です。例えば、切実な内容が交わされる場合や、多くの人を前にして話すなどという場面では、相手の気持ちや話がきちんと伝わっているのかなどと、不安を感じるものですね。

そこで、聞き手としては、まず相手の話を聞いているということを、はっきり**意思表示することが上手な聞き方**といえます。そのための基本は次のとおりです。

❶相手を見ること
❷穏やかな笑顔で微笑みながら聞くこと
❸視線が合ったときや話の内容がわかったときは、うなずいてはっきり意思を表すこと

たとえ、話の内容が理解できないものであったり、あるいは共感できない話であっても、首を傾げたり、横に振ったりといった否定的な表情をすることは、上手な聞き方のマナーに反する行為です。

> **ポイント**
> あいづちを適切に入れると話し手は安心する
> 笑顔とうなずきで、よいコミュニケーションを心がけよう

聞き方の基本 (3)
質問することで人間関係ができる

質問は人間関係をつくる

　人は、実際に言いたいことや話したいことをにわかには十分に話せないものです。そこでナースとしては、患者さんと漫然と話をするだけではなく、日頃の何気ないコミュニケーションのなかからも**相手の意思を積極的に聞き出す姿勢**が求められます。

　例えば、看護をするうえで必要な患者さんの情報は、患者さんが口にする内容だけではなかなか判断が難しいと思われます。では、実際に看護の実践や患者さんへの指導や助言に結びつけていくために必要な情報は、どのように聞き出していけばよいのでしょうか。

　当たり前のことですが、それは、質問するということです。質問はよりよい人間関係をつくるうえでの声かけとしても効果があります。また、適切な質問には、相手の心を満たす働きがあるのです。

　ナースの皆さんが病室を回るとき、必ず声かけをしていると思います。例えば「お変わりありませんか」といった声かけは、質問すること自体が患者さんにプラスに働きます。つまり、言葉をかけることによって存在が認められ、患者さん自身が自分の状態に意識が向きやすくなるわけです。

　ナースから何も聞かれなければ、この程度なら、あえて言わなくてもいいと見過ごしてしまう症状でも、質問されることで躊躇せずに言うことができるでしょう。患者さんにとっての自覚症状がどういう意味を持つのかは、話してもらわなければわかりません。こちらとしても何も判断できないことになります。ナースの「お変わりありませんか」の一言が、患者さんの**「言うか」「言わないか」の判断基準に大きな影響を与える**のです。

　このように、質問には相手の話を積極的に聞き、相手の心を満たし、より深い人間関係を築くという働きがあります。

効果的な質問のポイント

相手の話を引き出すために、効果的な質問をするポイントは3つあります。

第1は、**基準を明確**にして**質問**することです。

「夕べはお休みになれましたか」。この質問にはどう答えたらよいのでしょう。もちろん、消灯から朝の検温まで、ぐっすり寝ていたというなら「はい、よく寝ました」でいいでしょう。

しかし、患者さんのなかにはなかなか熟睡できない人も多く、そのように質問されても答えにくいものです。そこで、基準をはっきりさせて質問します。「夜中に目が覚めませんでしたか」「何度くらいですか」「何時頃でしょうか」などと聞けば、患者さんも答えが出しやすいのです。

第2は、有効な答えを引き出すために、その**理由を質問する**ことです。

「どうしてお休みになれなかったのですか」と聞けば、痛みがあったとか、心配事があったとか、いびきがうるさかったなどの患者さんの状況や考えを理解することができるでしょう。これをきっかけにさらに会話を発展させます。

第3は、より具体性と親しみを増すために「例えば」などと、**具体的に質問**することです。

「例えば、針を刺すように痛みますか」「例えば、私で何かお役に立つことはありますか」「例えば、今夜は耳栓を使ってみてはいかがでしょうか」。より具体的に、時には代案を示しながら話題を広げ、話しやすい雰囲気をつくりながら患者さんの考えを引き出していくのです。

> **ポイント**
> 質問は人間関係を深めるポイントである
> 逆質問することでより深く聞くことを意識しよう

報告の基本 (1)
ホウレンソウの大切さ

チームワークは情報の共有から

　チームワークで仕事を進めるには、ナース同士のスムーズな伝達、意思の疎通が欠かせないものです。その基本が「報告・連絡・相談」です。これを略して「ホウレンソウ」と呼んでいます。

　看護の仕事はその多くがチームケアで成り立っています。それぞれの担当分野で、多くのナースが責任を果たすべく努力を重ね、報告、連絡、相談という行為を通じてそれぞれの成果を持ち寄ることで、すべての患者さんのケアを完成させているわけです。その意味でチームワークは看護の基本ともいえます。

　業務のうえでお互いに必要な情報を伝え合うことは、仕事の効率化を図るだけでなく、**相互の信頼感を醸成し人間関係の強化につながる**重要なことです。

　もちろん、医療施設ではナースだけではなく、医師や検査技師など多くの人が連携して仕事をしています。それぞれの分野で情報を共有し、連携できるかどうかは重要なことです。例えば、手術を控えた患者さんに医師が説明することになっているのに時間になっても医師が現れない、また、容体の変わった患者さんの処置についての指示が欲しいのに医師の所在がわからずあわててあちこち探し回るという経験はありませんか。もし医師の所在についてあらかじめ連絡を受けていれば、確認の連絡もできるでしょうし緊急事態にも対応できます。これが効率的な仕事の仕方といえるでしょう。

　しかし、「医師から連絡がなかった」と言う前に、必要性を感じたら医師に時間の連絡や相談を事前にナースからすることも可能でしょうし、その時間帯の連絡先をあらかじめ聞いておくこともできるでしょう。これも、チームワークの問題といえるのです。

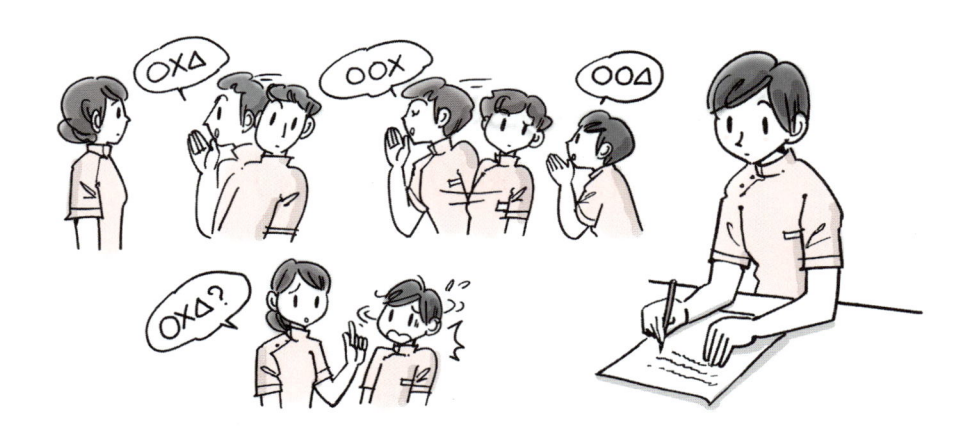

重要なホウレンソウは文書にする

　日常の報告、連絡などの多くは、話すこと聞くことによって行われています。しかし、特に重要な事柄については、口頭より**文書にしたほうが内容について正しく伝わりやすくなります**。例えば、患者さんの既往歴や、検査結果など、治療や処置などにかかわるようなことは、ほかの医療スタッフに正確に伝えるためにも文書によって伝えるべきです。

　文書であれば、書き手が内容を正確に記しさえすれば、読む相手によって受け取り方が歪められるという事態は起こらないものです。たとえ、受け取る側の人数が多くなったとしても、内容について大きな隔たりはないでしょう。

　なぜ、口頭ではまずいのか、それは内容が複雑になればなるほど、聞き落としや思い込みによる誤りが必ずといっていいほど起こるものだからです。特に、人から人へと口頭で伝えていく場合、その伝達の過程で内容が大きく変わることがよくあります。「伝言ゲーム」を考えてみれば、そういった特性に思い当たるでしょう。

　ナースとしては、看護にかかわる重要な情報について、少し面倒であっても口頭で済ませることなく、できるだけ文書で伝えるよう心がけたいものです。

> **ポイント**
> 情報共有で仕事の効率を上げよう
> 重要な連絡は文書でやりとりし記録を残そう

報告の基本(2)
報告は信頼の始まり

報告がなければ仕事は終わらない

　指示された仕事は、その仕事が終了した時点で、指示した人に報告して初めてその責任が果たせたといえます。つまり、いくら仕事が終わったとしても、**報告しなければ終わったことにならない**ということです。皆さんは、日常のどんな小さな指示に対してもきちんと報告しているでしょうか。

　例えば、先輩ナースから、今日中に病棟の患者さんに検査の日時を知らせるよう指示されたとしましょう。あなたは「はい、わかりました」と気持ちのよい返事をして、午前中にその患者さんに検査の日時を知らせます。仕事のメモを取り出し、終了のチェックの印を入れました。ほっとしますね。忙しいあなたはすぐ次の仕事へ向かうでしょう。

　でも、ちょっと待ってください。先輩ナースへの報告を忘れていませんか。「忘れているわけではないけれど、先輩ナースは忙しそうで、こんなことをいちいち報告するのは迷惑になるのではないか」そういう声が聞こえてきそうです。

　しかし、忙しい仕事を抱えた先輩ナースは、いちいち指示した仕事をできたかどうか確認しに回ることなどできません。そこで、指示を実行したあなたの報告が求められるのです。その報告によって、先輩ナースは患者さんに間違いなく検査日時が知らされたことを確認し、さらに新たな指示がなされるということです。

　指示された仕事は、どんな**些細なことでも必ず指示した人に報告**することを心がけましょう。

悪い報告ほど早く

　人は誰でも自分を認めてもらいたいものです。反対に、自分のマイナス面は、人にはあまり知られたくないものです。ですから、何らかのミスやマイナス事

象は、何とか自分だけで問題を解決しようとする傾向があります。このくらいは自分で何とかできると思って始めるのですが、思ったより大変で自分一人の手に負えなくなることがあります。多くの場合、この段階で上司、先輩に報告します。しかし、時すでに遅く、「どうしてもっと早く言ってくれなかったの！」などと叱られる事態に陥ってしまうのです。

　先述したように、指示されたことについては、それが終わったら必ず報告するのが原則なのですが、そのことが終わらないとき、特に何か問題が起こったときには、自分だけの判断で行動せずに、その段階で指示した人に途中報告をし、どうしたらよいか相談することが大切なのです。それもできるだけ速やかにします。

　その場合、正直に何もかも話すことやミスの原因と再発防止策、どう対応すればよいかの自分なりの考えなども併せて報告、相談できるとよいでしょう。

　悪い報告をすると、ナースとしての評価が下がると思っていませんか。実は、師長からすれば、**悪い報告を速やかにするナースほど正直な人、信頼できる部下**という見方もあるのです。

　ミスはしないに越したことはありません。しかし、ミスをしない人など存在しません。新しいこと、難しいこと、重要なことほど問題が起きて当たり前なのです。大切なことは、ミスをしたとき問題が起きたとき、そのようなときにこそ、その後の行動が大切なのです。

> **ポイント**
> 仕事が終わったら「終わった」と報告する
> 悪いことほど早く報告しよう

12

メモを活用する習慣をつける
メモはどこで取る？

仕事中は常にメモを持ち歩く

　みなさんは、指示された仕事や患者さんからの依頼や要望などをすぐにメモしていますか。

　時折見かけるのは、ボールペンで手の甲や腕などにメモしているナースの姿です。衛生的にも見た目にも感心しませんし、いい加減なイメージがあります。メモ用紙がない準備不足を感じます。

　メモはメモ用紙に書くべきです。それも、白紙ではなく一定のフォーマットに従って共通のメモ用紙を作っておけば、使いやすく効率もよいというものです。メモの内容についても、より正確に書きやすくなるでしょう。フォーマットにより、共通の項目にナースの皆さんが同じ視点で記録することによって、そのメモは個人の記録に終わらない役割も果たせるのです。

　メモ用紙は、いつも白衣のポケットに入れて、**必要なときにさっと取り出せるようにしておきましょう**。

使い終わったメモを活用する

　使い終わったメモ用紙は捨ててしまわずに、できれば1週ごと、1か月ごとに整理してみましょう。すると、勤務先の病棟の患者さんにどんな依頼や要望が多いのかが見えてきます。また、ナースの皆さんのメモを集約し分析することで、それらへの対処についても具体的に考えることができるでしょう。

　要望や意見は聞くだけ、頭で覚えるだけではそれを活かしきれないことが多いものです。メモを集めてみる、テーブルの上に並べてみる、そのことで**頭の整理ができ、次に改善すべきことがわかってくる**ことも少なくありません。できることがあれば、患者さんの目に見えるように行動に移します。そうすることで、患者さんの立場に立った改善が可能になるはずです。

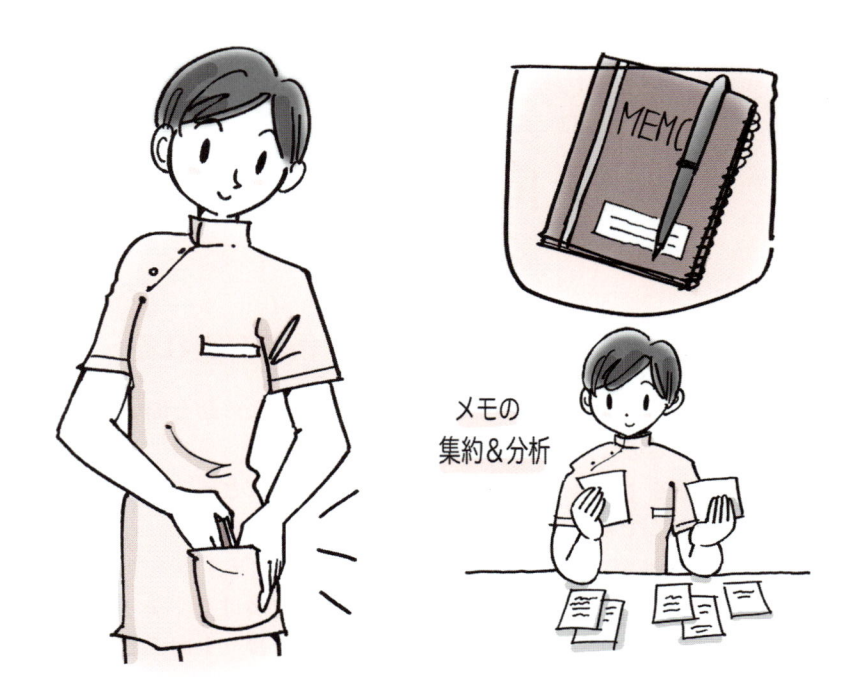

時にナースとして、患者さんやご家族の要望や期待のすべてに応えられないことがあったかもしれません。そういうメモや記録が残っているのは、気分的によくないかもしれません。しかし、それは業務上やむを得ないことです。しかし、応えられなかった事案でも「できることならして差し上げたい」という大前提があるからこそ苦い記録なわけです。そのことを忘れないでください。

　メモを取ることはもちろん、使用後のメモ用紙の活用、それを患者さんのためにどう活かすかが創造的な仕事への取組みにつながっていくのです。

> **ポイント**
> メモ用紙はいつもポケットに
> メモは集約することで学習材料にしよう

話し方の基本 (1) 上向きに話す

上向きの話には、温かさと積極性が表れる

　話には方向があると言われています。つまり、その人の話を聞いていると何らかの方向を感じるのです。

　その1つが、話を上向きにする言い方です。**聞き手にとってプラスに感じられる表現**ともいえるでしょう。

　例えば、リハビリがなかなか進まない患者さんを励ますつもりで、「あら、もうおしまいですか。もっと頑張らないと、元のように歩けなくなりますよ」と、声をかけたとしたらどうでしょう。このような言い方は、上向きとは逆の下向きの表現といえます。

　上向きの方向で、「よく頑張っていらっしゃいますね。始めの頃よりずっと足取りがしっかりしてきましたよ。この調子でリハビリに取り組んでいただければ、元のように歩けるようになりますよ」と言えば、患者さんも積極的な気持ちになれるでしょう。ナースの患者さんに対する温かさと、明るさを感じるよい表現といえます。

上向き表現のポイント

　上向きの表現のポイントは、「こうすれば、このようになる」という話の組立てです。「このようになる」という結果は、患者さんにとって「今よりもっとよい状況になる」と思えることに限ります。

　みなさんも、何かのレポート提出期限が迫っているときに、「あと1日しかない」のか、「まだ1日ある」のか、その考え方でずいぶん気持ちが違ってくるとは思いませんか。ほかのナースから、「まだなの？　あと1日しかないわよ」などと言われたら、冷静に考えられなくなり、焦ったり、かえってやる気を失ったりするのではないでしょうか。

病状に不安を抱えた患者さんは、とかく気持ちが弱くなっているものです。そこへ先の例のように「元のように歩けなくなりますよ」などと声をかけられたら、ますます意欲をなくしてしまうでしょう。
　患者さんだけでなく、普段から「こうすれば、もっとよくなる」と、できるだけ上向きな表現を使うように心がけましょう。
　例えば、次のような表現です。

〈会話例〉
「この手続きをされますと、○○が受けられますよ」
「今、安静にされることで、……になることが期待できます」
「まだ○日ありますから、きっとできますよ」

上向き表現は自分を変える

　上向き表現は、自分を変えることにもつながります。先のレポート提出の例でも明らかなように、気持ちのうえでゆとりができてきます。そのゆとりをどのように使うか、つまり、だからもっとがんばろうと思うか、だからさぼっても構わないと思うかは別として、意欲を持つ方向に使えば、確実に人としての豊かさにつながります。
　考えてもムダだ、やってもムダだと思ったら、人はいつまで経っても変わりません。しかし「今、○○をすれば、きっと○○になる」「まだ、時間があるので○○ができるから、もしかしたら……になるかもしれない」といった、プラスを考えることで、変わる可能性が生まれるのです。
　人間は言葉を使って考える動物です。考えるだけではなかなか変わりません。考えると同時に、話し言葉として表現してみましょう。つまり誰かに話してみるのです。よほどの嘘をつかない限り、周囲の人は積極的な明るい人格として評価してくれるでしょう。そのことで、ますます明るく頑張れる自分がそこにいるはずです。

> **ポイント**
> 上向き表現は相手にも自分にもプラスをもたらす
> 上向き表現で明るく積極的な自分をつくろう

14

話し方の基本 (2)
同じ向きで話す

相手の立場を認める

　話には方向があることを先に述べました。話に上向き・下向き以外に相手と同じ向き、という方向もあります。

　人は誰でも自尊心を持っています。自分の考えや話を否定されれば、誰でも気分がよくないし、ムッとするのはそのためです。しかし、社会では相手の意見を否定しなければならないことは現実にあるわけです。それでも、相手の自尊心を傷つけないこと、言い換えれば「自尊心を守る」ことは人間関係を築く上で不可欠なことです。

　「自尊心を守る」とは、「相手の立場を認める」という考え方につながります。つまり、この考え方が「相手と同じ向き」ということになります。

　相手の立場を認めるということは、相手の言うことに何でも同意するということではありません。「この人の立場に立てば、そういうことも言いたくなるだろう」と相手の立場で考えるということです。そうすることによって、いきなり相手を否定しなくてもすむかもしれません。

　特にナースの場合、看護という命にかかわる仕事上、時には患者さんに強い立場での指示や禁止命令を出さなければならないこともあります。患者さんの要望や考えが、看護の目的を果たすうえでマイナスになるものであれば、ナースとして、断固としてそのことに応えるわけにはいかないのです。こんなとき、「何を考えているのですか。たばこは禁止と言ったでしょう」などといきなり否定すれば、患者さんの感情的な反発は必至です。時にあなたも「まったく、どうしようもない患者だわ」などと思ったことはないでしょうか。

　しかし、患者さん個人を否定してしまったら、人間関係はもちろん、看護そのものを放棄するに等しいことなのです。ナースの皆さんには、患者さんの自尊心を守ることはかなり難しいことだと認識したうえで、感じのよい話の仕方をぜひ心がけていただきたいものです。

イエス・バット法とは

　患者さんの要望や話に応えられない、ナースとして「イエス」と言えない内容であった場合、その内容を否定せずに肯定的に表現する1つの方法として「イエス・バット法」を心がけましょう。**相手の意見をいきなり否定せず、まず「イエス」で相手の考えや立場をいったん受け入れ、次に「バット」でこちらの考えや具体的方法を表現するやり方**です。

　先のたばこの例のように、患者さんの要望や考えをいきなり否定すれば、たとえそれが正しい内容であったとしても感情的には受け入れがたいでしょう。体調に不安を抱え気持ちが不安定な患者さんなら、萎縮してしまうかもしれません。

　皆さんは、健康を取り戻したい患者さんにとって誰より頼りになる存在であるはずです。同時に、患者さんにとっては、看護を担う専門職として言われたことを聞かざるを得ない存在でもあるのです。そういう意味でも、ナースの一言一句はかなり重いといえます。そこで、「イエス・バット法」を使って感じよく表現してみましょう。

　例えば、病室で携帯電話を使えないのは不便だという患者さんに対しては、次のような会話が展開できないでしょうか。
「確かに病室で携帯電話が使えないのはご不便でしょうね」
ここまでがイエスです。
「けれども、病室では、ペースメーカーなどの精密医療機器に影響を与えることがあるためにお使いいただけないのです」
これがバットです。
続けて「でも、ご安心ください。院内に携帯電話が使える通話エリアがありますのでご案内いたします」
などと具体的な解決方法を笑顔で話せば、患者さんも気持ちよく聞いてくれるはずです。

> **ポイント**
> いきなり否定することは厳禁
> 否定する場合、まずは肯定して時間差で説明する

話し方の基本 (3)
前向きに話す

積極性を感じさせる

　話の方向について、次は「前向き」です。相手に積極性を感じさせる表現をいいます。

　例えば、病棟ナースが、患者さんやご家族から症状で心配なことや治療方法について質問を受けたときを想定してください。ナースとしては、それは医師が答えるべき内容と判断し「それは私からはお答えできません。後で主治医にお聞きになってください」、こう答えたらどうでしょうか。きっと患者さんやご家族は、事務的で冷たい対応をされたという印象をもつでしょう。なぜなら、それが正しい判断だったとしても、質問した患者さんやご家族のために積極的に対応しようという姿勢が感じられないからです。

　前向きに表現する、積極性を感じさせる表現をするとは、すなわち、患者さんやご家族の求めていることに**積極的に応えようとする姿勢を表す**ことにほかなりません。

　「ご心配ですね。ただ、申し訳ございません、私では判断が難しい内容ですので、後で主治医からお答えさせていただきます。ご心配な点を主治医に伝えますので、もう少し詳しくお聞かせいただけますか」とメモを取り復唱確認します。さらに「明日の診察時にお答えできるように、今日中に主治医に伝えておきます」などと、具体的に先が見通せるように伝えれば、患者さんやご家族はひとまず安心して主治医の答えを待つことができます。もちろん、こうした対応をするナースには、多くの信頼が寄せられることは言うまでもありません。

積極性を感じさせるポイント

　相手に積極性を感じさせるためには、「そのことにかかわろう」「患者さんのために今ここで自分にできることはないか」などと、考えることが大切です。

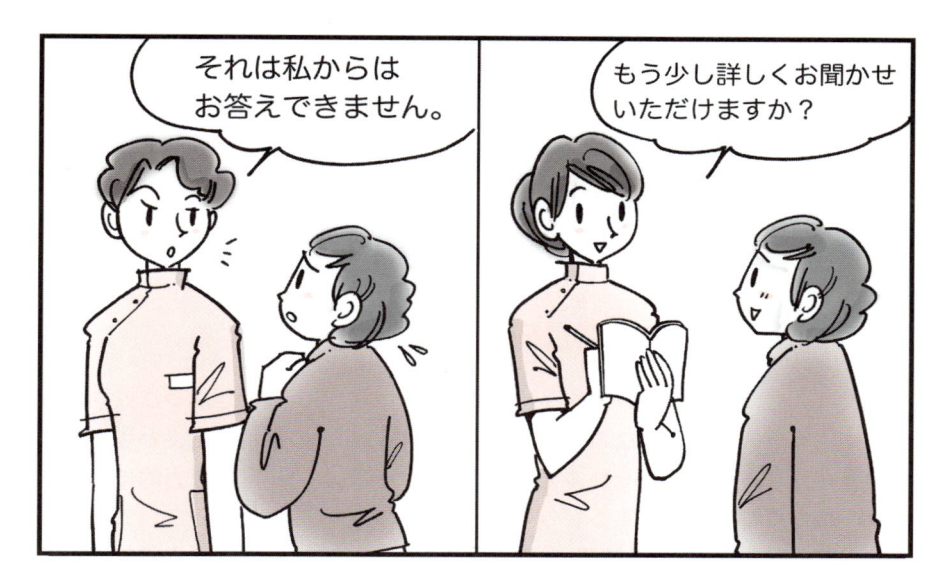

そして、そのことに意欲を持ち、それを表現するのです。

人間は言葉を使って物事を考える動物です。積極性や意欲といった概念は、あくまでも気持ちの問題ですが、そういう方向の言葉を使い、**前向きな表現をすることで、考え方も積極的になり、意欲も生まれる**ものです。

また、張りのある声を出すことも重要なポイントです。はっきりと聞き取れる張りのある声は、相手に自信と明るさを感じさせます。患者さんやご家族の要望や依頼に対して、できることは積極的に対応する姿勢を言葉や声、態度で表すことを心がけましょう。

〈会話例〉
「喜んでさせていただきます」
「できるかどうかわかりませんが、できるだけのことはしてみます」
「自信はありませんが、ぜひやらせてください」
「私にお任せください」

ポイント
積極性を言葉や声、態度で表現する
積極的な言葉を使って、考え方も積極的になろう

16

話し方の基本（4）
依頼型で話す
～命令的に聞こえないように～

ナースの一言は何かと命令的に聞こえる

　看護は、命にかかわる専門的な仕事です。そのため、患者さんやご家族から見れば、ナースは頼りになる存在であると同時に、その指示には従わざるを得ない存在でもあります。それゆえに、ナースの**何気ない一言は権力的に聞こえたり、冷たく響いたりもする**ものです。それはある意味で仕方のないことなのです。医療機関においては医師や事務職員の一言、その他、役所や学校などもその傾向があります。

　では、患者さんやご家族に労りの気持ちや伝えるべき内容が優しく響くにはどうしたらよいでしょうか。そのためには、相手に感じよく伝えるために依頼形で話すことを考えましょう。

　例えば、ある書類に名前を書いてもらうことを想定してください。ナースの「ここにお名前をお書きください」は、やや強制的な響きがないともいえません。

　そこで、「こちらにお名前をお書きいただけますか（いただけませんか）」と表現したらどうでしょう。話し言葉としては、先ほどより感じよく聞こえると思います。これが依頼形です。「右を向いてください」ではなく「右を向いていただけますか（ませんか）」、「腕を出してください」ではなく「腕を出していただけますか（ませんか）」です。

　相手に行動してもらうとき、感じのよい表現のポイントは、このような**依頼形を使うこと**と心得ましょう。

マジックフレーズを加える

　依頼形は、相手に何らかの行動、意識を変えることにほかなりません。この依頼形を、よりていねいに表現する方法があります。それは、依頼形の表現に、先述したマジックフレーズを加えることです。

> ここに名前を
> お書きください。

> 恐れ入ります
> こちらにお名前を
> お書きいただけますか？

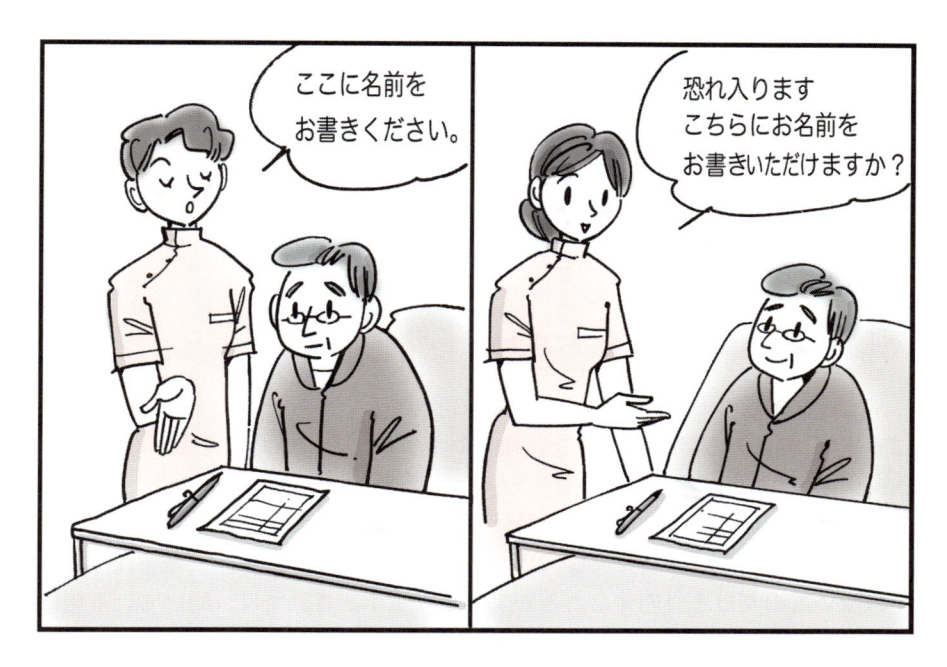

　例えば、「右を向いていただけますか」に「申し訳ございません」「恐れ入ります」などを加え、「申し訳ございません。右を向いていただけますか」「恐れ入りますが、右を向いていただけますか」という言い方をするのです。言葉の響きがずいぶん違って聞こえませんか。このように表現すれば、患者さんやご家族の耳には、より感じよく聞こえるはずです。

　強制的な指示には、患者さんやご家族の気持ちのどこかに反発や嫌悪、萎縮などのネガティブな感情がつきまとうものです。相手への心配りを表す依頼形に、**マジックフレーズを加え、感じよく表現することで、患者さんやご家族の信頼や協力を得ることができるでしょう。**

ポイント
専門的な仕事は上から目線と受け取られやすいので注意
マジックフレーズ＋依頼形で表現してみよう

話し方の基本 (5)
できないことより できることを強調する

気落ちさせない肯定表現

　例えば、治療の一環として、食べ物の制限はよくあることです。患者さんやご家族に、制限しなければならない食品や食事の仕方について説明することは、ナースの大事な仕事です。

　食事制限というと、制限しなければならない食品がまず浮かぶものです。そこで、患者さんやご家族に「○○はダメです。□□もダメ……」と、食べてはいけないものだけを説明することがよくあります。これでは、聞いている側はたいていがっかりしてしまいます。食べてはダメと言われる食品は、往々にして好きなものだったり、おいしいものだったりするからです。言っていることは正しくても、病気になったことですでに気落ちしている患者さんに、追い打ちをかけるようなものです。そのような言い方（否定表現）をするナースは、配慮が足りないと思われても仕方がないでしょう。

　患者さんを気落ちさせない心配りをする表現、ものの言い方ができないでしょうか。その1つのヒントが、**できないことよりできることを強調する肯定表現**です。

　例えば、食事制限であれば、食べられるものを具体的にあげ、病気になっても食べられるものがたくさんあることを最初に伝えます。

「○○病になったからといっても、口にしてよいものはたくさんありますから、ご心配には及びませんよ」

「アレもコレも大丈夫ですよ。お肉はお好きですか。それなら、鶏のささみや豚のひれ肉など、油の少ないところなら召し上がってもよろしいですよ」

などと食べられるものから始めます。

「ただし、○○や○○は、しばらくの間控えてください。ここに一覧表がありますからご覧ください」

などと、食べられないものは最後に伝えるようにします。

気落ちしがちな患者さんを励まし、意欲を持たせるのも、ナースの大切な心配りであり、役割です。そのためにも、できないことよりできることを強調する、肯定表現を心がけましょう。

イエスを重ねる努力を

　肯定表現は「イエス」の肯定語を使うだけでもすぐにできるものです。反対に「ノー」の否定語を使うと否定表現になります。相手との間に、親しみの感情が増すのが肯定表現、反発感情を生むのが否定表現、くらいに考えて心がけてみましょう。

　例えば、あなたが休日に友人を招いて手料理をふるまったとしましょう。メニューはパスタ料理です。トマトソースとさっぱり和風。どちらも得意な一品です。「味はどう？」と聞いたあなたに、友人が「そうねぇ。トマトソースのほうはイマイチね。和風のほうがおいしいわ」と言ったとしたらどう感じるでしょう。たぶん、和風のパスタを褒められたことより、せっかくのトマトソースをけなされたことに意識が向き、あまりいい気持ちはしないはずです。

　こんなとき「ええ、どちらもとってもおいしいわ。あえて言えば、トマトソースもおいしいけれど、さっぱり和風がとくにおいしい」と言ってくれれば、嬉しくなって友人にまたご馳走しようという気にもなるでしょう。

　「ノー」を「イエス」に置き換えて肯定表現を心がけること、「イエス」を重ねる努力をすることで、患者さんやご家族との間に親しみの感情が増していくことになります。「イエス」を重ねる努力は、美しい話し方の基本でもあるのです。

> **ポイント**
> 「イエス」に置き換える肯定表現は美しい話し方の基本
> 肯定表現で美しい言い方を心がけよう

話し方の基本 (6)
専門用語に注意する

専門用語に注意する

　ナースの仕事は、多くの専門用語を使います。言葉は相手に意味が通じて初めて意味があります。高度な専門知識も、言葉が患者さんやご家族に正しく伝わらなければ、話の目的が達成されないどころか、かえって反感を買うといった事態にも陥りかねません。

　一方、**言葉は相手の理解、環境に合ったものが一番わかりやすく、正確な**ものです。医療の現場で専門職同士が使う専門用語は、皆さんにとっては大変わかりやすい言葉ということになります。そこで、患者さんやご家族に対しても、躊躇することなく専門用語を使ってしまうことがあるのではないでしょうか。

専門用語は言い換えて使う

　例えば、検査入院する高齢の患者さんに、
「今からオリエンテーションを始めます。検査は明日からです。ＣＴ、ＭＲＩ……。今夜から検査食になります。後で既往歴について確認します。明日は前投薬を飲んでいただきます。それから、……」などと説明を進めていったとしたら、患者さんやご家族はどうでしょう。

　もちろん、きちんと理解できる人も多いと思います。しかし、耳慣れない言葉や意味のわからない言葉に当惑する人もいるかもしれません。また、意味を理解することができたとしても、こちらが聞き慣れない言葉を使ってテキパキと説明するナースに対して、かえって不親切な印象をもつ人もいるでしょう。

　一般的に高齢の患者さんやご家族には、横文字はなじみの薄いことが多いのでその点も十分気をつける必要があります。

　右にあるような専門用語は、いつでもほかの言葉に言い換えられるよう、あらかじめ考えて準備しておくことが大切です。

● 主な専門用語の言い換え方

専門用語	言い換え方
嘔吐	もどす・吐く
悪寒	寒気
オペ	手術
オリエンテーション	説明
患部	悪いところ
既往症	以前にかかった病気
検温	体温を測る
検尿	尿の検査
採血	血液をとる
術後	手術の後
術前	手術の前
褥瘡	床ずれ
水疱	水ぶくれ
清拭	体をふく
前投薬	手術前や検査前に飲む薬
体位変換	体の向きを変える
治癒	病気や傷が治る
剃毛	毛を剃る
疼痛	痛み
吐物	吐いたもの
ナースステーション	ナースの部屋
抜糸	糸を抜く
氷嚢	氷枕
びらん	ただれ
副木	添え木
腹満	おなかが張っている
腹水	おなかに溜まった水
問診	病気の状態などを尋ねる
リハビリ	機能を回復させるための訓練

> **ポイント**
> 患者にとって専門用語は当たり前の言葉ではない
> 専門用語は必要により言い換えて使おう

専門用語に注意する

19

話し方の基本（7）
説明には理由をつけ加える

「なぜか」を言わないと押しつけになる

　処置をする際、患者さんやご家族にどのように説明しているでしょうか。
　例えば、入院時のさまざまな制約を伝えるときにも単に「決まりですから」「気をつけてください」では不親切です。このように**結論だけを告げる話し方は、わかりやすい反面、冷たく、強制的に聞こえる**傾向があります。
　相手に説明するときには、決まりであれば、なぜそういう決まりになっているのか、注意点であれば、なぜそうしたほうがよいのか、協力を求めるなら、それはなぜかという**理由を示すことが大切**です。
　例えば、入院生活の時間設定です。夕食は何時なのか、その時刻はどういう意味があって決められているのかです。単に「夕食は午後5時半です」だけでは不十分です。一般的な生活者からすると、タイミングが少し早いでしょう。初めての入院患者なら「なぜそんなに早いのか」と思うでしょう。ここに理由づけ、つまり「なぜか」を言わないと「きっと、係の人が早く帰りたいからだろう」くらいにしか考えないものです。誤解や反発のもとなのです。
　ナースとしては、次のような会話による心配りが欲しいところです。

〈会話例〉
「夕食時間は皆さんの安静な就寝を考えて決められているのです」
「実は、食事をされると胃が胃液を分泌して活動します。食べたものをすべて消化して腸に送り出すタイミングを考えると、胃が完全に休まるのに2〜3時間をみています」
「したがって、就寝の2〜3時間前くらいにはお食事を終えていただくのがよろしいのです」
「一日も早い回復のために、ご協力ください」

　このように、「なぜか」を説明することで、相手の理解が増し、協力しようとする意欲が高まればしめたものです。

「例えば」をつけると安心できる

　人に理解して、協力していただくには、その説明に、さらに**「例えば」を付け加えると効果的**です。

　人間は、自己保存を求める傾向があります。自分が今までやってきたこと、習慣や考えを変えることが苦手です。理屈は理解できても、具体的にどうするのかがわからないと不安になり、結果として考えも行動も変わらないのです。具体的に「例えば、○○はできませんか」などと、説明すると「それならやってみよう」という気持ちになる可能性が高まるのです。

　また、人間は同質性を求める傾向もあります。自分だけのことであると不安であっても、誰かが同じことをした実績があることがわかると、「では自分にもできそうだ」ということになるのです。

　以上のことから、「なぜか」を話して理屈のうえで一定の理解を求めたら、「例えば」を話して、より具体的に行動を起こしてもらうことを考えましょう。

　説明上手なナースは、この「例えば」を活かしているものです。

〈会話例〉

「この前の患者さんは『点滴の間に週刊誌をちょうど１冊読み終わる』と、おっしゃっていましたよ」

「点滴の途中でも、トイレには行けますからご安心ください。その時は、このボタンを押してください。すぐに参ります」

「少なくとも、あと１時間はかかるかと思います。電話等されてきても構いませんよ。お戻りになったら、声をかけてくだされればよろしいですよ」

「初めての入院で、戸惑うかもしれませんが、例えば、ご負担にならない程度の読書はよろしいですよ」

「病室内での携帯電話は禁止されていますが、例えば、○○室であれば周囲のご迷惑にならない範囲で使ってもよろしいですよ」

ポイント
説明するときのポイントは「なぜか」と「例えば」
「なぜか」と「例えば」で話を膨らませよう

20

話し方の基本（8）
説明には「念のために」をつけ加える知恵を

親切な話をするポイント

　ナースは、日頃から患者さんやご家族をはじめ、多くの利用者からさまざまな問い合わせを受けることが多い職業です。その際、すべてのナースは親切に答えることを心がけているはずです。

　親切な対応には、接遇マナーが大切なことはもちろんです。そのなかでも、親切な話をするために次の2つのポイントを考えましょう。
❶相手の聞きたいことに、まず直接答えること
❷「念のために」をつけ加えること

「念のために」をつけ加える

　説明に「念のために」をつけ加えることは、**誤解等による間違いや理解不足を補うため**です。それは、より確かなコミュニケーションを願う、まさに念のための親切でもあり、お互いを尊重する気持ちにつながります。

1）説明を繰り返す
　「念のために、もう一度説明（確認、復唱）させてください。……」
2）説明の視点を変える
　「念のために、別の角度から説明させてください。……」
　「念のために、別のやり方をご説明します。……」
3）補足する
　「念のために、補足させてください。……」
　「念のために、注意点を説明します。……」

　ただし、念のための説明は内容が重複したり、注意を促すことが制約を伴ったりすることがあるので、相手方にくどさを感じさせることがあります。そこで、それこそ念のためにマジックフレーズを使い「恐れ入りますが」「申し訳

ございませんが」などと表現することも大切なことです。「念のため」はお互いのためですから、自信を持って表現しましょう。

　例えば、見舞い客から「売店はどこですか」と尋ねられたとしましょう。あるナースが「地下1階です。そこのエレベーターで行けます」と親切に答えます。見舞い客は、教えられたとおりに行ってみたら、営業時間が過ぎていてがっかり……。見舞い客は思います。「営業時間が過ぎているのなら、なぜ教えてくれないのか」「なんて不親切なのだ」と、教えたナースに不快感を抱く結果になってしまいます。「念のために」がつけ加えられていなかったのが原因です。

　「売店は地下1階です。そこのエレベーターで行けます。ただ、営業時間は過ぎています」、さらに「朝は○時から開いています」「お急ぎでしたら、病院を出て左に行ったところにコンビニエンスストアがあります」などと、「念のため」を工夫してつけ加えればより親切、ていねいな印象になります。

聞きたいことに直接答える

　「念のために」をつけ加えることを述べましたが、その**前提として相手の聞きたいことに、まず直接答えることが必要**です。なぜでしょうか。

　先の「売店はどこですか」と聞かれた場合です。「売店の営業時間は過ぎていますよ。地下1階にあって、そこのエレベーターで行けますけど……」では、何だか感じが悪いと思いませんか。聞いた相手は、もしかしたら売店で、今、買うことが目的ではなく、明日のために聞いてきたのかも知れないからです。せっかく親切に教えているつもりでも、答える順番を間違えると「別に、今買うのではありませんよ」などと言われて、感情を害してしまうかもしれません。

　質問には、相手の聞きたいことに、まず直接に答えることを心がけましょう。次に「念のために」を工夫してつけ加え、さらに感じよく親切な応対をしていくことが大切です。皆さんには、わかりやすく情報を提供する努力を忘れないでいただきたいものです。

> **ポイント**
> 感じよく親切な対応のためには、まず直接答えることが大切
> 「念のために」をつけ加えて、親切な対応をしよう

説明には「念のために」をつけ加える知恵を

一歩上の会話のスキル (1)
世間話から情報を得る

世間話はお互いの親しみを増すために有効

　あなたは、初対面の人や苦手な人と気楽に世間話ができますか。

　多くの人が、簡単にはできないと答えるものです。では、気楽に世間話ができる人とはどのような人でしょうか。端的にいえば、親しい人ほど世間話がしやすい、世間話をし合える人間関係は良好だということです。

　人は、**相手のことを知れば知るほど親しみが増す**、といいます。特にプライベートなことを知り合う、知らせ合うことは親しみを増すポイントです。何をどの程度話すのかは常識の範囲ですが、基本的に自分を包み隠すことなく、周囲の人と気さくに話ができること、気心が知れた関係を目指しましょう。

　私たちは気心が知れないとなかなか心を開きません。皆さんが、患者さんやご家族と気軽に世間話ができる状況であれば、患者さんやご家族にとっても、親しみを持ってナースに何でも話せる状況にあるということなのです。そういう意味でも世間話は、患者さんやご家族との有効なコミュニケーションの手段といえるでしょう。

世間話から有効な情報を引き出す

　相手の情報は言葉に表されているものだけとは限りません。看護に必要な患者さんの情報については、患者さん自身でも答えにくいこともあります。

　例えば、近親者の死因や学歴、職歴などは、こちらとしても聞きにくく、患者さんも答えにくいものです。また、こういった情報は必要不可欠とはいえないものの、知っておくとコミュニケーションの助けになることもまた事実です。

　こんなときに、日頃の**世間話の何気ない話題のなかから、情報を聞き出していけばよい**のです。世間話で心おきなく話せるようになれば、患者さんが自分から話し出すようになるかもしれません。

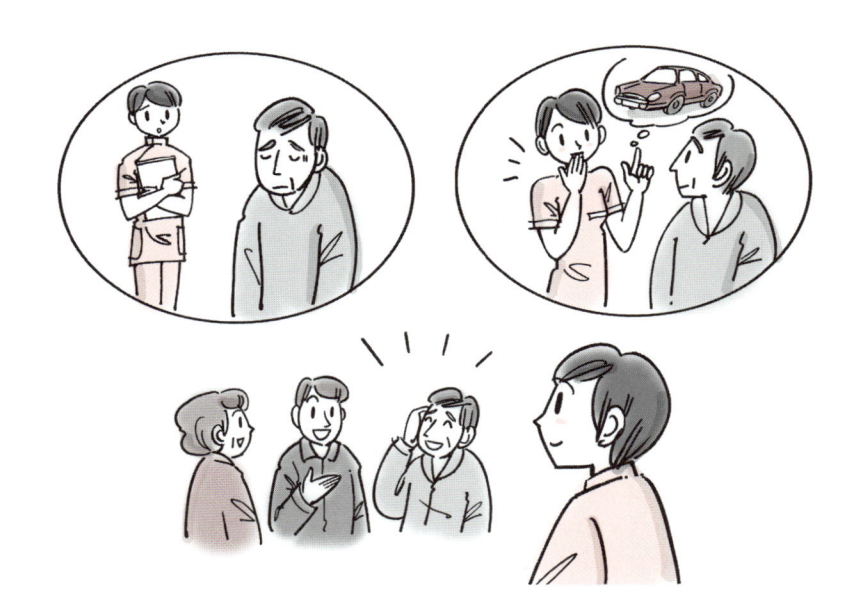

ある年配の患者さんは、入院中ほかの人と話をせず、ナースとの会話も必要最小限だったといいます。ナースの間でも、無口な患者さん、性格の暗い患者さんということで、何となく気まずい雰囲気があったようです。

　あるナースが、この患者さんに前職について質問しました。ポツリと答えたのが「車の関係だ……」ということです。さらに「販売をしていたのか、修理をしていたのか……」など質問を続けると、その人はある自動車メーカーの元技術者で、かつて名車といわれた自動車の開発を担当していたといいます。そのことがきっかけになり、車好きの医師や周囲の患者さんとの世間話が進み、コミュニケーションが良好になり、本人も明るくなっていったようです。

　もちろん、世間話の話題は個人情報であることが多いので、それを本人の承諾を得ずに他言してよいわけではありませんが、看護に必要な情報を、患者さんとの世間話を有効に使って、患者さんとの人間関係のなかから引き出す努力をしていきましょう。

ポイント
世間話ができると人間関係が深まる
世間話を無駄にしないで、有効な情報を引き出そう

一歩上の会話のスキル (2)
社会人としての視野を広げる

話題を増やすには

　世間話は、患者さんやご家族との有効なコミュニケーションの手段であることを述べました。しかし、現実には、ナースの皆さんは、単に相手と人間関係をつくる会話が一番難しいと感じているようです。特に、年上の患者さんとの話題、世代の違う人との会話に苦労していませんか。患者さんの趣味や好きなことなど、話題に年代のギャップを感じてしまうのでしょう。

　ナースとして会話に苦手意識を持つことは、決定的なマイナスと考え、いつでもどんなときでも、誰とでも感じのよい会話ができるように努力しましょう。

　具体的には、次の3つを意識するとよいでしょう。

　第1に大切なことは、会話の目的を「自分の視野を広げるために」と考えることです。こちらから話す、こちらから話題を出すのではなく、視野を広げるために会話していると考えれば、たとえ関心のない話題であっても、**勉強するつもりで相手の話を聞く**ことができるでしょう。

　第2に、会話のなかに共通点を探すことです。人は同じことに興味を持っている、同じ体験をした、同じ考えを持っているなど、**共通点があることを意識すると親しみや好意を感じる**ものです。

　第3に、以上の2つをまとめると、最終的には聞き上手になることです（p.126参照）。特に、相手が目上の人の場合には、相手の話を聞かせていただく気持ちでいれば、こちらはあまり話さなくてもすみます。感じよくあいづちを打ちながら、興味を持って話を聞きましょう。

　以上を実践することで、どんな話題でも積極的に耳を傾けることができるはずです。その結果、多くの知識や考え方、価値観など、広く社会に対するあなた自身の視野が広がっていることに気づくでしょう。

「ハ・ナ・シ・カ・タ」と覚えて話題を豊かにしよう

　話題を豊富にするために、視野を広げ、話題を探すヒントとして、「ハ・ナ・シ・カ・タ」と覚えて、日頃から自分の周りに注意を払いましょう。

　さらに、得た情報は記憶に留めておくよう努力することです。物事を見たり、気づいたりしたときに「それはどうして？」の視点を常に意識しておくと印象に残って覚えているものです。

1）ハ→はやり、流行していることについて

　例えば、売れている商品、人気のあるサービスです。それがなぜ売れているのか、なぜ世間から高い評価を得ているのか、これらのことを考えることは、社会を幅広く見ることにつながります。

2）ナ→仲間、共通の知人、尊敬する人について

　身近に共通で知っている人がいたら「あの先生（医師）は、……」「あの芸能人は……」など、それは親しみある話題になるものです。もちろん、個人の秘密を話してはなりませんし、噂や悪口は厳禁です。

3）シ→仕事、趣味、出身地について

　個人的な仕事、趣味、出身地などについて、こちらから興味を持って質問していきます。自分のことについて、興味を持って聞いてくれる人に対しては、一般的に親しみを感じるものです。ただし、質問することに問題はありませんが、相手が話したくないのであれば、遠慮することもマナーです。

4）カ→家族、家庭のことについて

　自分の家庭のことも話し、相手のことも聞きましょう。例えば、自分の親のことを話してみます。相手がその年代に近いということであれば、一世代上の方との共通の話題になり得ます。親しみを感じるでしょう。

5）タ→旅、食べ物、その思い出について

　「今年の旅行」「好きな食べ物」など、旅や食べ物で共通の話題を探しましょう。

ポイント
話題を増やすには努力が必要
「ハ・ナ・シ・カ・タ」を意識して視野を広げよう

一歩上の会話のスキル (3)
患者さん、ご家族、見舞客とのラポールを

心と心をつなぐ架け橋

　ラポール（rapport）とは、心と心がつながっている架け橋のことをいいます。人と人との温かい心の触れ合いといってもいいでしょう。さまざまな人間関係のなかで、人と人との触れ合いの温かさをどこまでつくり上げていけるかは、コミュニケーション全体の問題です。ひいては、人間的魅力にもかかわることといっても過言ではありません。

　ナースの仕事は、病気と闘う患者さんやご家族を、心身ともに支え励ますことといってもよいでしょう。日頃の挨拶や会話でラポールをかけ渡すことは、すべてのナースに望ましい能力といえます。

まずは、初対面の挨拶から

　私たちはよく知らない相手には、なかなか心を開けないものです。そうでなくても、患者さんやご家族は、病気に対する不安や医療スタッフに対する緊張感で、平常心ではいられないものです。患者さんによっては、何で病気や怪我をしたのか、自責の念や身の不運を感じている人もいるかもしれません。

　そういった精神状態で、ナースとの出会いを経験するわけですから、迎える側のナースはその点を十分考えておく必要があるでしょう。初対面のナースから、**いたわりに満ちた挨拶や温かい言葉がけがあれば、患者さんやご家族はもとより、見舞客にも大きな安心感を与える**ものです。

　入院の決まった患者さんがご家族とともに、ある病棟のナースステーションを訪ねました。

　すぐにナースが対応し、「〇〇さんですね。お待ちしておりました」「私、担当の〇〇と申します。よろしくお願いいたします」「どうぞ、何でも遠慮なくおっしゃってくださいね」「ご気分はいかがですか」と、穏やかな笑顔で積極的に

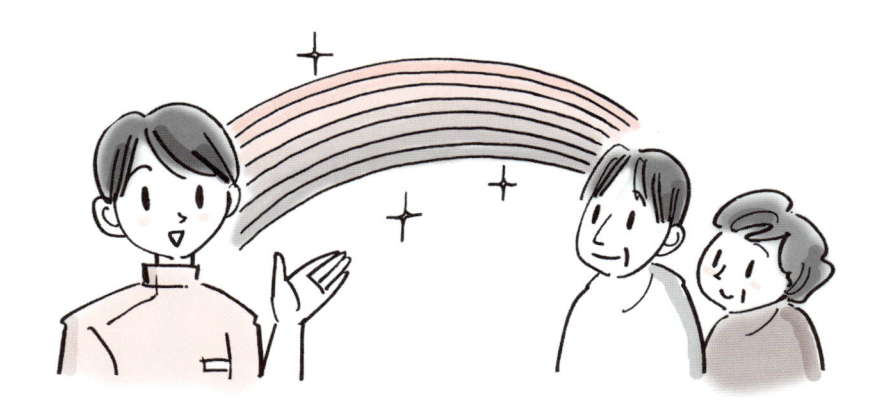

話しかけたといいます。このとき、患者さんやご家族の病院や医療スタッフへの不安は、霧が晴れるように消えていったことでしょう。担当ナースへの好感や信頼感はもとより、この病院に対する安心感がグッと上がったことは言うまでもありません。担当ナースのいたわりに満ちた温かい初対面の挨拶が、相手の心にラポールをかけ渡したといえるでしょう。

会話全体でラポールをかける

　普段の会話でも、ラポールをかけることを意識しましょう。いくら初対面の印象がよくても、患者さんやそのご家族とは、ある程度の期間一定のコミュニケーションが続くわけです。無理して言葉を整えても、うっかり地が出てしまったり、不用意な発言で相手を傷つけてしまったりすることがないとは言い切れません。

　だからといって、最初からあきらめてしまってはなりません。また無理に媚を売ったり、自分をつくったりしても意味はありません。周囲の人との関係において、**ラポールを心がけることが努力の方向として大切**なのです。ラポールをかける、その先には目的とすべき看護の本質があるはずですから。

> **ポイント**
> ラポールをかけたその先に看護の本質がある
> いたわりの心をもって積極的に声をかけよう

患者さん、ご家族、見舞客とのラポールを

24

一歩上の会話のスキル（4）
人を褒めるポイント

相手のやる気を引き出す

　あなたは常日頃、人のよいところを、言葉に出して褒めているでしょうか。これをあまりしていない人が、実は意外に多いものです。
　それには、気恥ずかしい、お世辞だと思われる、ほかの人と差別しているように思われる、などさまざまな理由があるようです。あるいは、人の心の中には「よいことはできて当たり前。取り立てていう必要もない」などという気持ちがあることも、少なからず影響を与えているのかもしれません。
　しかし、「毎朝早く出勤して偉い」「清潔感があって白衣がよく似合う」などと、他人から言われて嫌な気になる人はいませんね。もし、先輩ナースにこのように褒められたとしたら、後輩ナースはどんなにうれしいことでしょう。仕事の励みになり、さらにやる気が出るでしょう。また、後輩ナースを評価し、そう思っていたとしても、それを言葉に出して伝えなければ相手にはわかりません。
　「人は褒めて使え」とよく言います。**人は褒められるとやる気になるもの**なのです。患者さんやご家族に対しても、上手に褒めて少しでも治療に前向きになってもらえるよう働きかけましょう。リハビリに一生懸命取り組んでいる患者さんにかけるあなたの一言、褒める言葉が、患者さんに認めてもらえたという喜びと満足を与え、さらにやる気を引き出すのです。

人を褒めるための7つの原則

　人を効果的に褒めるためには、次の7つの原則を守りましょう。
1）短いセンテンスにまとめて褒める
　長々と褒めずに一言二言で。長いと真実味が薄れてしまいます。

2）事実を具体的に褒める

「お元気そうですね」と言われるよりも「お顔の色がいいですね」、「がんばっていますね」よりも「足取りがしっかりしてきましたね」などと、具体的に言われるほうが嬉しいものです。

3）周囲の人を褒める

「あなたを育てたのだから、きっとご両親は素晴らしい方なのね」「あなたのようなナースがいるのだから、ここはいい病院に違いない」などと周辺的に表現すると、直接的に褒められるよりも、かえって嬉しいものです。

4）第三者の言葉で褒める

「師長があなたについて、こんなことを言っていた」などと、よい評判を伝えます。もちろん、その内容は常識の範囲です。決して秘密めいたことは、明かしてはなりません。

5）根源的に褒める

「○○なことをするとは、さすがに普段から誠実さを大切にしているあなたらしい」とより深く意味づけるように表現します。

6）視点を変えてユニークに褒める

「一般的には○○が評価されるけれど、違う立場の人から見たら、□□も喜ばれるはずだ」などと、視点を変えて、時と場合によって、また相手によって言葉を変えることです。

7）人を介して褒める

人のよい点を見つけたら、そのことをできるだけ口外することです。もちろん常識の範囲でですが、「○○さんがあなたを褒めていたよ」などと聞いた本人は、直接褒められるのとは違った嬉しさがあるでしょう。ますますやる気が出ることは間違いありません。4）で説明した、第三者の言葉を使うことの逆パターンです。

> **ポイント**
> 褒めることでやる気を引き出す
> ７つのやり方で人のよいところを褒めてみよう

25

一歩上の会話のスキル (5)
人に注意するポイント

注意・忠告は環境をよくする行為

　人に注意するとか忠告するといった行為は、相手の意向に反して、あることをさせたり、やめてもらったりすることです。これに、職場の上下関係や親子の関係が入ってくると、教育的な観点から叱る、ということにもなるわけです。
　注意・忠告は、そこにルール違反やマナー違反があり、見過ごすことができないからこそ、こういった趣旨のコミュニケーションが必要なわけです。
　もし、ルール違反やマナー違反をそのまま見過ごしてしまえば、そのことで迷惑する別の人たちを守ることができません。また、医療事故など取り返しのつかない事態に陥るかもしれません。それはいい加減な組織、信頼性の薄い組織ということになってしまいます。
　一方、間違ったことを指摘されずにそのまま人生を過ごしてしまうと、間違った価値観を持った人格がそのまま形成されてしまいます。いつかそれを指摘されたときに、すでに修正の効かない人になってしまうのです。
　院内のルールやマナーは、職員や患者さん、見舞い客それぞれに求められています。院内全体に、ルールやマナーが行き届いている組織は、患者さんにとってもそこで働く人々にとっても、よい環境であるといえます。それを実現するために、**必要な注意・忠告は毅然として行われなければならない**のです。

人が注意・忠告を嫌うわけ

　注意・忠告はするのもされるのも嫌なものです。なぜでしょうか。
　人は誰でも、価値観に基づいて行動しているものです。価値観とは難しい概念ですが、ここでは次のように定義します。それは"このくらいならいいだろう"という感覚です。つまり、ルール違反やマナー違反をする人も、それを知っていてやっているか、知らずにやっているかは別として、気持ちのどこかに"こ

のくらいは許される""これくらいはいいのでは"といった感覚があるのです。だから、注意・忠告されると、一部の人は「これくらいいいでしょう」「だって、あの人も」などと、自分を合理化する言動を始めます。

　注意・忠告は、職場環境のために、信頼性向上のために、お互いの人間的成長のために行うものです。価値観を越えて行いましょう。

人を注意する7つのポイント

　注意・忠告をするときのポイントは何でしょうか。これは、その場の雰囲気、相手の性格、相手との関係などによっても変わります。

1）事実に基づいて
　具体的事実をもって指摘します。憶測や人の噂をもとにしてはいけません。

2）具体的に
　漠然と言うのではなく、「ここはこうしたほうがいい」と具体的に指摘します。

3）よいことも言う
　「この点はよい、だからこの点には気をつけて」などと、よい点を指摘することで、相手のやる気を引き出しましょう。

4）相手のメリットを表現する
　「ここを変えると、あなたはより信頼される、活躍できる」などと、メリットと期待を込めましょう。

5）押し付けない、自分の反省も含める
　「こうすべきだ」と断定的に言うより「こうしたらどうかな」などと提案的に言い、場合によっては「自分も完璧にはできていないけれど」などと、自己反省を含めましょう。

6）場を考える
　注意・忠告されることはよい内容を含まないものです。人前は避けましょう。

7）追加しない
　くどくど言わず、一時に一事を心がけましょう。

> **ポイント**
> 注意・忠告はお互いによい環境をつくるためにする
> 相手の価値観に注意しながら、プライドを持って接しよう

26

クレームを生まないコツ（1）
人の長所、共感点を探す

患者さんの長所を探す

　人は誰でも、苦手な人や馬の合わない人がいるものです。しかし、ナースとしては、患者さんに対して好き嫌いがあっては、看護の仕事そのものに影響が出てしまいかねません。こちらが好意を持てないでいると、不思議なもので患者さんにもそれが伝わり人間関係がぎくしゃくしてきます。

　お互いの人間関係に問題があると、例えば、患者さんがそのナースに訴えたい症状が出たとしても、なかなか言い出せないことがあります。ナースの側も、ついその患者さんを敬遠するなどしてしまうと看護に行き違いが出てしまう可能性があります。こうなれば、看護の平等性や本来的な仕事への姿勢にもかかわることになります。

　では万一、好感を持てない患者さんがいたら、どう対応したらよいのでしょうか。好感が持てないということは、おそらくあなたにとって嫌なところや短所が目につくということです。「あの患者さん、嫌だな」と思うと、無意識のうちにその患者さんの嫌な面ばかりが目に入ってくるものです。ですから、その患者さんの**長所を探すように努力する**ことです。こちらが、相手のよいところを意識するようになると、その患者さんもこちらに対して好感を抱くようになるものです。このことは、看護の世界に限らず広く社会に生きる一人の人間としての人間関係にも同じことがいえますね。

　プロのナースとして、個人的な感情にとらわれず、病に苦しんでいる患者さん誰にでも、心の込もった看護を提供していただきたいものです。

共感点を探す

　患者さんに対して苦手意識を持つなどの個人的感情にとらわれないために、相手の長所を探す努力をすることを述べました。ここからもう一歩意識を深め

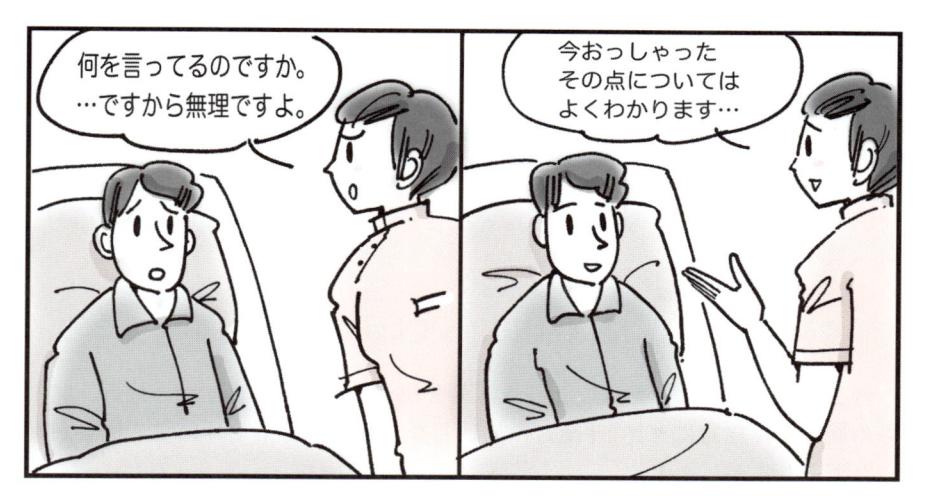

て、**共感できる点を模索することも効果的な努力のポイント**です。
　患者さんに、こちらに対して好意的な目を向けていただくために、こちらからできるだけ共感を示すことがポイントなのです。
　例えば、救急で入院した患者さんが「仕事が忙しい。大したことはないのですぐ退院したい」と訴えたとしましょう。これに対して「何を言っているのですか。……ですから無理ですよ」などと退院の可能性を正論で否定するだけでは工夫がありません。理屈は正しくとも、嫌なことを言う人だ、と感情的には親しみから後退することになります。
　ここで「私も仕事を持つ身ですから、ご事情はよくわかります。ただ、ここでもう少し安静にしていただくと、結果的には回復が早くなります」といった、共感の要素が入っていれば、比較的素直に聞いてもらえるのではないでしょうか。状況によっても違いますが、いきなり否定せず、まずは共感の言葉で受け止めることを考えましょう。

〈会話例〉
「〇〇様のような経験をされた方なら、そう思うでしょうね」
「今おっしゃったその点についてはよくわかります……」など

ポイント
共感点を探して、まずは受け止めることが大切
人のよいところを探す努力をしよう

クレームを生まないコツ（2）
会話で使ってはいけない言葉

「絶対」は絶対に使ってはいけない言葉

　皆さんは日常的に「絶対」という言葉を使うことがありますか。最近、私たちの回りで「絶対にダメ」「絶対に無理」などという言葉を耳にする機会が増えたような気がします。

　「絶対」を広辞苑で調べてみると、「決して」「断じて」「どんなことがあっても必ず」などの意味が記されています。言葉として非常に強い断定の意味を表しています。「そんなことは絶対ない」と言えば、万が一にもない、どんなことがあってもない、と言い切っているということです。

　しかし、世の中にこれほど強固に言い切ってしまえることが、はたしてどのくらいあるのでしょうか。そのことの有無は別としても、相手との会話に「絶対」を使うことが、相手にどれほど頑なな印象を与えているかを考えてみてください。使い方にもよりますが、会話は弾みませんし、話が深まることもなくなるでしょう。そのことで、**お互いが意見を述べ、理解し合うチャンスを逃す**ことになってしまうかもしれません。

　また、「絶対」と言ってしまったほうも、**発言を撤回しにくくなり、物事をより深く考えようとする気持ちが薄れて**しまうのではないでしょうか。「絶対」という断定的な言葉は、絶対に使ってはいけない言葉と心に刻んでおきましょう。

言い訳に聞こえる言葉

　会話の中で、「でも……」「だって……」「けど……」という言葉も、日常的によく使っていませんか。思い返してみると、何かを指摘されたとき、こちらのミスや失敗を注意、指摘をされた場面に当たるのではないでしょうか。

　心の中で「でも、そうは言っても、こういう事情があったのだから仕方ないでしょう」とか「だって、そんなこといったって、こっちだって忙しかったの

よ」などと、つい理由の説明や反発をしてはいませんでしたか。それが、そのまま言葉に出てしまったとき、指摘した相手には**無反省、無責任な言い訳に聞こえてしまいます**。素直に聞いていない、反省していない、せっかくよかれと思って言ったことを活かそうとしない、と思われてしまうのです。

　何かを指摘されたときには、まず言ってもらえたことに感謝し、冷静に受け止めましょう。指摘されたことを落ち着いて顧みて、後で反省したことや考えたこと、今後ともよろしくお願いしますという気持ちを、相手に伝えるなどの行動を取ることが必要です。相手に誤解があれば、誤解を与えてしまったことをお詫びし、真意を伝えるようにすればよいでしょう。

ポイント
「絶対」を使いそうになったらぐっと我慢
言い訳は人としての成長を阻害するものと考えよう

column

新人はつらいけれど……

　どのような職業でも、新人時代はつらい思いをするものです。とりわけ、ナースの場合は何かにつけて「新人だから」と片づけられてしまうという話をよく聞きます。それも、先輩ナースが、よく話を聞かずに「新人がしたことなので……」「新人が担当したので……」と、医師や師長に報告するというものです。

　その出来事が、すべて自分の責任とは思えないことでも、また、患者さんの言い分が事実と異なっていても「一方的に決めつけないでください！」「本当はこうだったのです！」とはなかなか口には出せないようです。

　新人といえども自分がかかわった仕事であれば、責任の重さは全く同じです。何事にも言い訳をせず、不満はぐっとこらえて次に活かせば、やがてあなたの人となりが周囲にわかってもらえます。見ている人はきちんとあなたを見ています。

クレームを生まないコツ (3)
わかりやすい話をするために

あいまいな言葉は使わない

　あいまいな言葉遣いをすると、内容が正確に伝わらないことがあります。なぜなら、私たちは人の話を聞いたときに、それぞれが自分なりの経験や価値観を通してその話を聞き判断するので、相手と一致するとは限らないからです。

　例えば、「少々お待ちください」と言われたら、あなたはどのくらい待つと思うでしょうか。「少々」は1～2分だと思う人、5～6分だと思う人、場合によっては10分と考える人もいるかもしれません。

　ナースが「少々お待ちください」と言い、これを1～2分だと解釈した患者さんを、結果的に10分も待たせたらどうなるでしょう。患者さんは、3分を過ぎた頃からイライラし、10分も待たせれば「遅い！」というクレームにつながるでしょう。このようなとき、気の短い、うるさい患者さんだと思うのは早まった考えです。

　この場合、「少々お待ちください」というあいまいな指示を出した、ナースの話し方に問題があったのです。先述したように、**言葉の意味は言った人と聞いた人とでは、必ずしも一致するとは限らない**からです。

　このようなとき、あらかじめ「申し訳ございません。お呼びするまでに10分程かかると思いますので、いすにおかけになってお待ちいただけますか」などと表現していれば、それほどイライラしないものなのです。

　皆さんは、「すぐ」「少し」「なるべく早く」「朝一番に」「来週中に」「例の件」「あの患者さんのこと」などの言葉を、日常的に気軽に使っていることはありませんか。おわかりのように、これらの言葉は解釈に違いが出ることが多いのです。結果的に正確に物事が伝わりにくいものです。

　あいまいな言葉を使わずに、具体的に言う、数字で表す、「○○よりは」と基準を示すといったことが大切です。ほかにも、氏名、件名はフルネームで確認するなど、お互いの認識が一致するよう十分な注意が必要です。

安易に感覚的なイメージで話さない

　時代とともに言葉も変化しているものですが、最近その意味が不確かな言葉や単に感覚的なイメージが先行している言葉が聞かれるようになりました。

　例えば「なんていうか……」「私的には……そんな感じ」「……らしい」「それは微妙」などの言葉です。では、「何がどう微妙なのか」と聞けば、「う～ん、答えるのが微妙」と言われてしまいます。どうやら感覚的なイメージはあるものの、それを言葉では説明できないということなのでしょう。

　感覚的なイメージで言葉を使うと、その話題について言葉の意味や内容を深く考えなくても、事が足りてしまいます。**考えない習慣がつくことで、語彙はますます減少し、状況の把握力、判断力も衰退します。**話している本人がその言葉や話題について、具体的に内容をつかんでいるわけではないとなると、聞いている相手にも話の内容は伝わりませんし、伝わりにくい話をする本人の印象も悪くなるというものです。意味のしっかりした言葉を選んで話すようにしたいものです。

　話し言葉はあいまいさをなくすこと、感覚的な言い方をしないことで細やかな配慮、心配りができるものです。

ポイント
あいまいな言葉や感覚的な言葉に注意
あいまいさをなくすことで細やかな配慮を意識しよう

Question

確認問題　クレームを生まないコツ

クレームを生まないコツについて（　）の中の文字を補ってみよう。

クレームを生まないためにも
❶ 人の長所や（　）点を探す努力をしよう
❷ 断定的な言葉である（　）は使わないように努力しよう
❸ （　）な言葉や感覚的な言葉に注意

クレームを生まないコツ（4）
スマートでムダのない話をするためのコツ

相手の知りたいことから話す

　あなたは、何か知りたいことがある、あるいは聞きたいことがある場合に、早くそのことを知りたい、聞きたいと思いませんか。ところが相手は、概要をていねいに説明していて、なかなか核心に入りません。こんなときは「早く言ってよ」とイライラしてしまいますね。

　話の仕方としては、まず相手がもっとも知りたいと思っていることは何かを考えます。それが相手に心理的なショックを与えない限り、ズバリそのことを先に話します。何から話したら相手に満足を与えるか、その点にポイントを絞って話すことです。その結果、あなたの話は見違えるほど簡潔で要領のよい話になるでしょう。

　私たちは、歯に衣着せぬ言い方を好まない傾向があります。できるだけ穏やかにカドが立たぬよう、遠まわしに言う習慣があるといってよいでしょう。それは場合によってはいい結果を生み出すことがあるかもしれません。しかし、効率を重んじる仕事の場では、そういった物言いはマイナスのほうが多いのです。まして、ナースの仕事においては、**要点から簡潔明瞭に相手に伝えることが求められています**。相手の質問には原則として、核心からズバリ入るよう心がけましょう。

５Ｗ２Ｈを活かす

　話をスマートに要領よく伝えるためには、次の**５Ｗ２Ｈを活かす**ことです。だれが（Who）、いつ（When）、どこで（Where）、何を（What）、どうして（Why）、どのように（How to）、どの程度（How many、How much）の７つは物事を伝えるためのポイントとしてよく知られているものです。

　例えば、昨夜の急救患者の情報を伝える場合に「20歳の男性が（Who）、昨

夜（When）、救急センターに（Where）、急性アルコール中毒のため（Why）、救急車で（How to）、急を要するものとして（How much）搬送されて来た」これだけで必要なポイントを満たしています。あとは正確な時間や患者さんの症状（状況）、名前などを、それぞれ当てはめていけばよいのです。

> **ポイント**
> スマートな話し方は５Ｗ２Ｈが決め手
> ５Ｗ２Ｈを活用して要領よく伝えよう

column

５Ｗ１Ｈ→５Ｗ２Ｈ

　５Ｗ１Ｈの出典は、イギリスのノーベル文学賞作家であり詩人でもあるキップリング（Rudyard Kipling, 1865-1936）の次の詩「The Elephant's Child」であるといわれています。

　本書では、その意味をよりはっきりさせるために５Ｗ２Ｈとして紹介しました。

I keep six honest serving-men
(They taught me all I knew);
Their names are What and Why and When and How and Where and Who.

確認チェックリスト

以下の項目は第4章で学んだ内容です。自分はできていると思う項目にチェックを入れましょう。

- ☐ 敬語の使い方→ p.116
- ☐ 美しい言葉遣いの基本（言い終わり）→ p.118
- ☐ 「わたくし」から始める→ p.120
- ☐ マジックフレーズの使用→ p.122
- ☐ 患者さんへの関心表現→ p.124
- ☐ あいづちの基本→ p.128
- ☐ 効果的な質問→ p.130
- ☐ ホウレンソウ→ p.132
- ☐ 悪い報告を隠さない→ p.134
- ☐ メモ用紙の活用→ p.136
- ☐ 上向きに話す→ p.138
- ☐ イエス・バット法→ p.141
- ☐ 前向きに話す→ p.142
- ☐ 依頼形で話す→ p.144
- ☐ できることを強調する肯定表現→ p.146
- ☐ 専門用語の言い換え→ p.148
- ☐ 説明に理由を加える→ p.150
- ☐ 説明に「念のために」を加える→ p.152
- ☐ 患者さんとの世間話から情報を得る→ p.154
- ☐ 話題を増やす努力→ p.156
- ☐ ラポールをかける→ p.158
- ☐ 褒める→ p.160
- ☐ 注意する→ p.162
- ☐ 長所、共感点を探す→ p.164
- ☐ 「絶対」は絶対に使わない→ p.166
- ☐ あいまいな言葉は使わない→ p.168
- ☐ ５Ｗ２Ｈで話す→ p.170

第5章

事例で学ぶ
上級マナーと接遇術

case.1

面会終了の警告

【事例】
　ある病院の入院病棟での出来事です。ある会社員のお見舞いに、会社の同僚がやって来ました。仕事のことや入院生活のこと、世間話などを1時間ほどして、やがて話も佳境を過ぎ、面会終了時刻の夜8時を5分ほど過ぎました。「ではそろそろ帰ろうか」という雰囲気になった矢先です。
　同室の別の患者の処置のために部屋に入って来た<u>看護師が、患者、見舞い客に対して一言注意しました。①</u>
「もう8時ですよ。面会時間は過ぎていますよ」
　見舞い客は、
「はい。わかりました。すぐに帰ります」と返し、帰り支度を始めました。
　入院患者は歩行できる状態だったので、見舞い客をエレベータまで送りました。途中、廊下を歩きながら、2人は小声で話しました。
見舞い客「おい、あの看護師、怖いなー」
患者「そうなんだよ、あの人が一番厳しいんだよ。<u>俺も時々、カチンと来るんだ。もうちょっと言い方があるんじゃないかって思うんだけど②</u>なあ」
見舞い客「そんなに厳しいのか」
患者「<u>厳しいというか、冷たいというか③</u>。この前なんか、<u>こちらの見舞客が『よろしくお願いします』って挨拶してるのに、何も言わずに行ってしまって④</u>。その人も感じが悪いって、言ってたよ」
見舞い客「優しそうな顔してるのにな」
患者「もう少し、笑顔があってもいいと思うんだけれどね」
見舞い客「まあ、人はいろいろだね」
患者「でも、処置はしっかりしているんだ。あの看護師もいいところがあるんだから、今度ゆっくり話してみるよ」
見舞い客「そうだ、どうせ寝ているだけで暇なんだからな」
患者「うん。今日はありがとう」
見舞い客「また来るよ。お大事に」
　そう言って、見舞い客は帰っていきました。

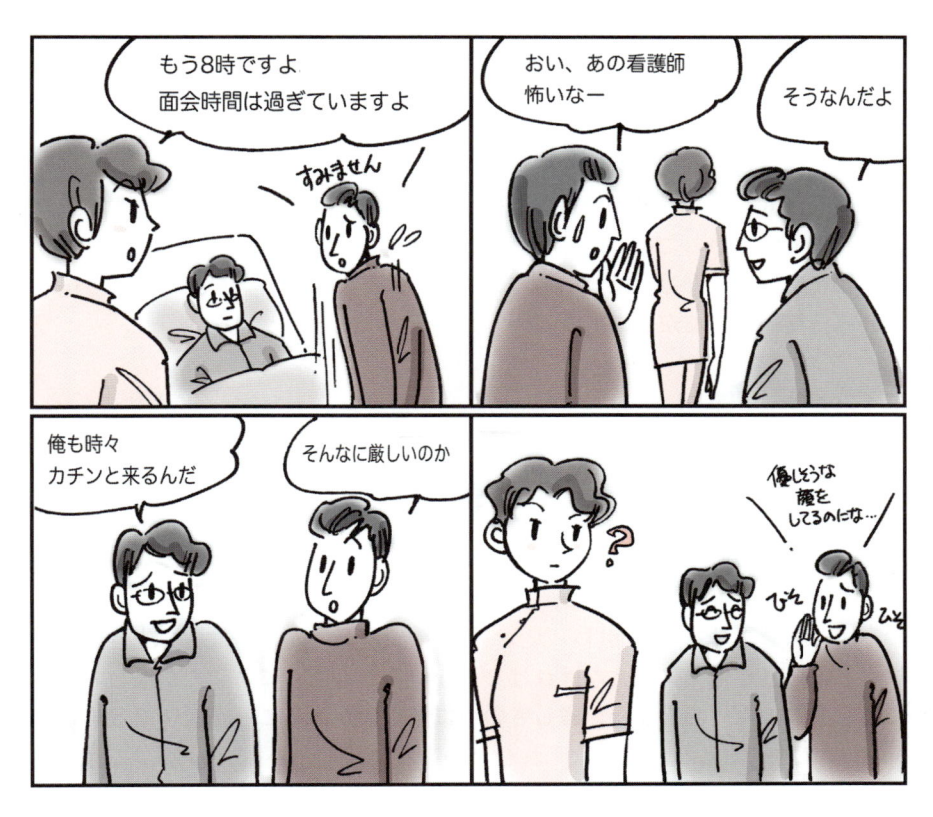

さて、この状況、この会話からあなたは何を感じられますか。
接遇・マナー、看護の仕事の使命などさまざまな観点で考えてみましょう。

【解説】
ポイント１（下線①）
　ナースの仕事の重要なポイントの１つは、患者さんの環境を整え、維持することです。そのために面会時間が決められていて、特別な事情がない限りは、それに従っていただくことになります。この例のように、規則を超えている場合、同室の他の患者の環境や気持ちを考えても、ルールに従って注意を促すことは、当然の使命といえます。

ポイント２（下線②）
　では、どのように注意すればよいのでしょうか。ポイントとしては、注意を

受ける見舞い客、患者さんの気持ちを考える必要があります。

ルールやマナーを守らない人の多くは"このくらいならいいだろう"という思いや感覚を持っています。そして、同時に、自分の思いや感覚を認めてほしい、正当化したい気持ちも併せ持っているものです。

しかし、もちろん、違反は違反なのですから、よいわけはないのです。それがわかっているからこそ、注意を受ける人は気持ちの上で抵抗感があるのです。そのことが、そんなことはわかっていますよ、そんな言い方をしなくても……といった反発につながるのです。

ポイント3（下線③）

他人に厳しい言動をする人がいます。そのことは、決して間違っていないことです。しかし、そのことが冷たい、話しにくい、感じが悪いという印象になり、感情論になると、コミュニケーションにおいては決してよい結果にはなりません。かといって、感情論を避けるために、言うべきことを言えない、言わないということでは、プロとして明らかに失格です。

本来、厳しさは自分に向けられるべきものです。しかし、社会で生きていく以上、厳しさを他人に伝えなければならないこともあります。ただ優しいだけでも、厳しいだけでもなく、**厳しさの中に優しさがある**ことが大切だと第1章（p.22）で述べましたが、ではそれをどのように表して、伝えるか、これは大変難しいことです。

ポイント4（下線④）

普段から、患者さんとの間に、良好な人間関係がつくられていることは、極めて大切なことです。入院患者にとって、病室での生活は日常生活です。その環境には人間関係のよい人、感じのよい人がいてほしいものです。つまり、病気や怪我のことや、たとえ世間話であっても気軽に話のできる人を望んでいるわけです。

ところが、普段から冷たい人だと思われていると、例えば「この前など、挨拶もしなかった」という感覚を持たれてしまうのです。反対に、普段からの人間関係が良好であれば、相手方も「挨拶をしなかったということは、きっと忙しいに違いない」と好意的な反応をする可能性もあるわけです。

ポイント5
　家族や見舞い客がある場合、その方々ともラポールをかけることが大切です。患者さんにとって、そういった関係者を大切にしてくれることは、自分も大切にされていることと同じ意味を持ちます。見舞い客は当然に、患者の関係者です。誰とでも気さくに人間関係をつくることが望まれます（p.158参照）。

【どういう対応・接遇がよかったか】
　このような状況で注意を促すには、「慎重に」「ていねいに」といった、接遇・マナーのスキルが有効です。具体的には、「マジックフレーズを使う」「相手の立場を認める」などといったスキルです。俗に、言いにくいことを言う場合は、相手方にも言われたくないことを言われるという感覚があるものです。それを和らげる努力も、心配りの1つです。相手方もわかっていることを言う場合には「よろしくお願いします」などと、用件をあえてあいまいに表現することも方法の1つです。
　また、良好な人間関係をつくる努力をしましょう。人間関係は、普段からの明るい表情、挨拶、声かけといった当たり前のマナーの積み重ねです。特に挨拶、声かけは徹底して行いましょう。
　患者やその家族、見舞い客など誰であっても、気難しいナースより、気さくに声をかけてくれるナース、ちょっとした会話のできるナースのほうが、素直にコミュニケーションが取れるものです（p.126参照）。

【会話例】
（注意するとき）
「お話中に申し訳ございません。面会のお時間が過ぎていますので……。よろしくお願いします」
「申し訳ございません。もし、お話が終わっていないようでしたら、明日もまた○○時から面会できますので……。よろしくお願いいたします」
（人間関係をつくるひとこと）
「同じ会社の方ですか」
「○○さんは、会社ではどのようなお仕事をされているのですか」
「○○さんは、普段はどのような方なのですか」
「○○さんは、このところ体調がよいようですよ」

case.2

不安を抱える入院患者

【事例】
　ある病棟に、2日前の夕方、男性患者が入院してきました。昨日、検査を終え、今日は入院3日目の夕方です。
　患者（夫）と見舞いに来た家族（妻）の間に、次のような会話がありました。
家族「初めての入院で、大変でしょう。今日で3日目になるけれど、病院での生活はどう？　毎日忙しかったから、たまにはこういうのもいいのではないの？」
患者「何を言っているんだ。食事の時間は早いし、眠くもないのに消灯時刻はあるしで、やることもない。病院生活なんて、なんだか味気ないよ」
家族「今日は何かしたの？」
患者「今日は何もしていないよ。昨日、検査して、それだけ。今日は、ずっと横になっている」
家族「それで、この後はどうなるの？」
患者「それが、よくわからないんだよ。とにかく、一日が長くてかなわない①」
家族「『今日は何をするのですか』って看護師さんに聞けばいいでしょう」
患者「もちろん聞いたよ。でも、看護師は、はっきりしたことを言わない②んだよ。『詳しいことは、先生に聞いてください』ってね」
家族「まぁ、病院も何か考えているのでしょうからね」
患者「今朝の回診で、医者にも聞いてみたんだけど、これまた、はっきりしたことを言わないね。『様子をみましょう』としか言わないんだ」
家族「そう。でも、そういうときには、根掘り葉掘り、とにかく何でも聞いたほうがいいわよ」
患者「そうは言ってもね、医者っていうのは、どうも聞きにくいよね。あまりしつこく聞くと、うるさい患者だと思われないか心配③だし」
家族「何を言っているの。あなたらしくもない」
患者「それにしても、この状態、いつまで続くのかな？④」
家族「そうね。検査が終わったのなら、一旦帰って、必要ならまた入院というわけにはいかないのかしらね」
患者「入院が続くと、費用もバカにならないからなあ」

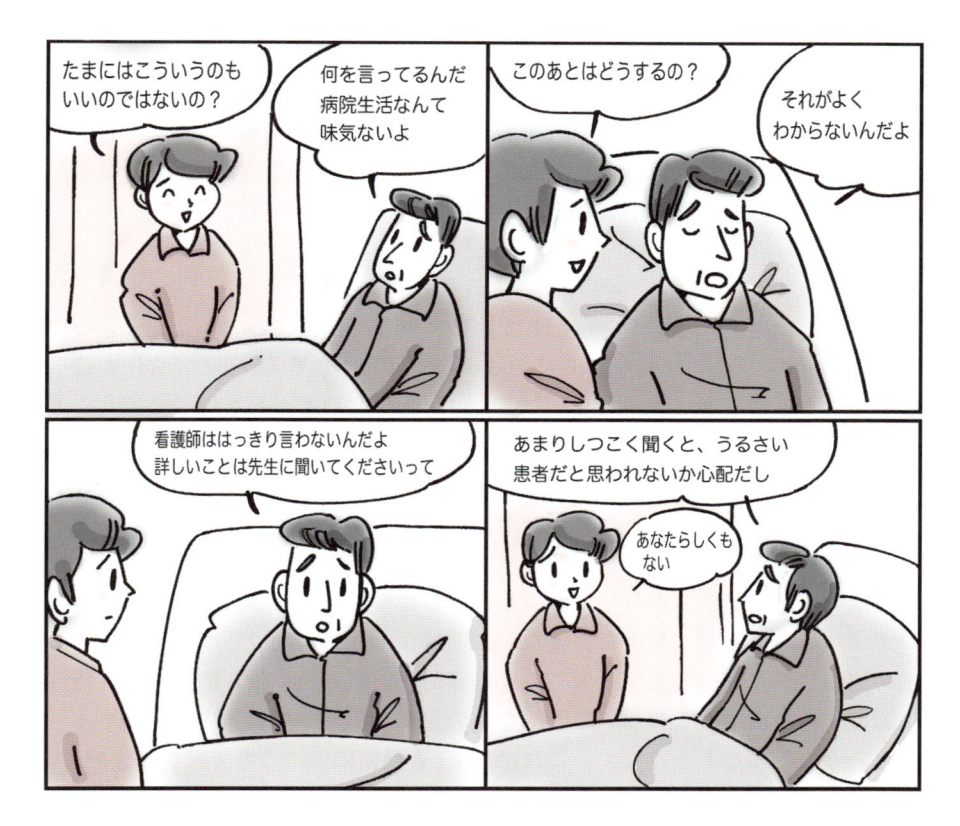

【解説】
ポイント1（下線①）

　このケースには、ナースは直接には登場しません。しかし、このご夫婦の会話には、私たちが心配りすべきマナーのポイントが隠れています。

　その1つは、人は見通しがつくことで安心できる、ということです（p.78参照）。反対にいえば、「何のために」「いつまで」といった見通しがつかないと、不安や焦り、不満、時には怒りといった感情を引き起こしやすいものです。

　単純に考えてみてください。皆さんがどこかの窓口で「少々お待ちください」と言われ、待つことになったとしましょう。なぜ待たされるのか、待っている間に向こうの人は何をしているのか、どのくらいの時間待てばいいのか、このことがわからないと誰でもイライラするでしょう。時には苦情、クレームになるかもしれません。

　広い意味でいえば、医療機関では、入院患者は"退院できるタイミング"を待っ

ているわけです。外来患者は疾病や怪我が治って、"通院しなくてもよいタイミング"が来ることを待っているのです。

　つまり、見通しがつけば、その場、その状況を意欲的に待てること、過ごすことができるのです。しかし、見通しがつかなければ「どうして」「費用もバカにならない」などと、不満や心配の理由を考え始めるわけです。

ポイント2（下線②、③、④）

　病気がいつ完治するのか、はたしてどの程度まで回復するのか、こういったことはナースの立場で、軽々しく言えるものではありません。そこで責任を持って答えようとすると「はっきりしたことは医師に聞いてください」と言うことが、最も正しい答えということになります。

　医師も同じことで「〇〇日には治ります」とは言えません。ですから「様子をみましょう」などといった表現が増えるわけです。

　また、患者さんの側には、専門家であり、これからもお世話にならなければならない医師やナースに対して印象を悪くしたくないといった気持ちもあるわけです。こういったことから言えない、聞けないといったコミュニケーション上の遠慮や不足が起きます。もちろん基礎的な情報の量や論理的思考の可能性にも差があります。これが、専門的な人の立場とそうでない人の立場のギャップということになるわけです。これは医療、看護に限ったことではありません。ある意味で、仕方のないことなのです。

【どういう対応・接遇がよかったか】

　ナースはナースの立場で、患者さんに安心して入院生活を送っていただけるように、治療に意欲的に取り組んでいただけるように努力しなければなりません。

　そのためには、できる範囲で見通しを示すことが望まれます。いつ、どうなるか、といった質問に直接的に、確定的に答えるわけにはいきません。しかし、さしあたっての日課など、数日の範囲での見通しは話すことができるでしょう。

　例えば、昨日の検査結果がいつ出るのか。その間に安静状態で待つことが、次のステップに移るためにどのような意味を持つのか。そういった情報は、患者さんに意欲を持たせるポイントになります。

　投薬にしても、同じようなことがいえます。患者さんは「薬だけ飲まされて、放っておかれている」などと思いがちです。薬を飲まされるだけではなく、次

のステップに移るために待っていることを説明すべきです。例えば、その薬が効果を発揮するかどうか、安静状態を保ちながら期間を得て判断すること、効果を発揮しないのならほかの薬に変える必要があるが、そのタイミングはいつ頃か、といった情報です。

　差し支えない情報であれば、あくまでも一般的に、という目安として、何日くらいと期間を具体的に示してもよいでしょう。

【会話例】

「入院生活の日課は、このようになっています。この時間は○○のために設定されています」
「昨日の検査結果は○○日に出ます。その間は○○のために安静にしてください。結果によって次は○○になります」
「この薬を○○日程度続けて様子をみます。その間、安静状態を保つことで、薬の効果を正確に把握することができます」
「人によっても、ケースによっても違いますので、はっきりしたことは申せませんが、一般的にということでお聞きください。このような症状は、多くの場合 10 日から 2 週間程度で軽減されていくものです」

case.3

訴えの多い患者さん

【事例】
　ある医療機関の入院病棟のナースステーションでの出来事です。入院患者からのナースコールが鳴動しました。以下、ナース同士の会話です。
A「あ、また〇〇さんだ」
B「本当に、今度は何かしら」
A「<u>1日に何度も何度も呼ばれるけれど、もういい加減にしてほしいわ①</u>」
B「はいはい、今、行きますよ。じゃあ、行ってくるね」
A「お願いします」
（その後、ナースBが戻ってくる）
A「何だった？」
B「『台の上の本を取ってほしい』って」
A「そんなこと、自分でできるのにね」
B「私たちのこと、なんだと思っているのかしら」
A「私たちは、お手伝いさんじゃない、っていうのよね」
B「そうそう。ここはホテルではありません、ってね」
A「<u>何でもかんでも、ナースコールを押せばいいっていうことじゃない②</u>のに」
B「本当に、<u>あの患者さん、わがままよね③</u>」

【解説】
　もちろん、この事例の会話は多少の脚色をしています。本来、ナースステーションで、このような会話があってはならないことです。もちろん、実際に、このような会話はないでしょう。
　しかし、日常生活も含めて、同じことを何度も主張、質問されたり、些細なことで何度も呼び出されたりすると、人は誰でも「またか、もういい加減にしてほしい」などと思うものです。人間ですから、そのことでイライラしたり、気分を害したりすることがないとは言い切れません。仕方のない面もあります。

ポイント1（下線①）
　有名な逸話、狼少年の話をご存知でしょう。

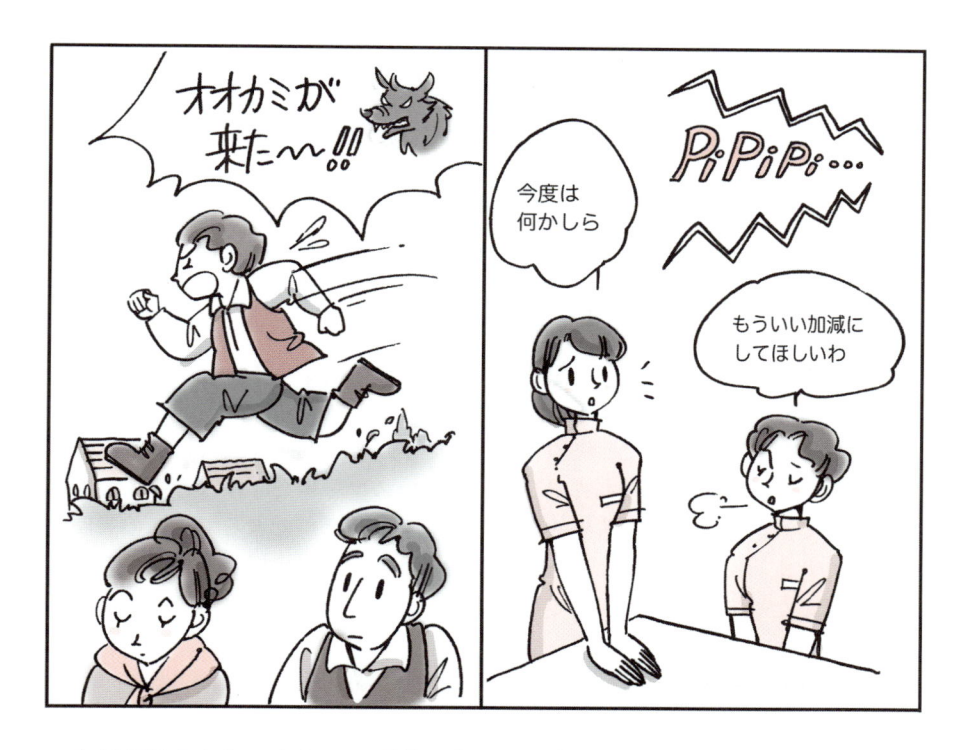

少年が村人たちに向かって「狼が来たぞ。助けてくれー」と叫ぶのです。大人たちは「それは大変だ」と、家々から飛び出して来るのですが、狼の話は嘘。少年は、大人たちが血相を変えて飛び出してくることがおかしくて、このようないたずらを続けていました。

　ある日、本当に狼が現れました。少年は「助けてくれー」と叫ぶのですが、大人たちは「どうせ、またいたずらだろう」と、誰も家から出てきません。結局、少年は狼に食べられてしまった、というお話です。この逸話は、"普段から人を欺いてはいけない"ということを子どもに教えているわけです。

　しかし、この話をプロフェッショナルの立場から考えてみるとどうでしょう。プロとは可能性を見逃してはならないわけです。たとえずかでも「もしかしたら」「万が一」の可能性があれば、その業務には全力投球で取り組まなければなりません。まして、人の命にかかわる仕事においては「多分」「きっと」は、決して許されないのです。

　現実には起こらないだろうと思っていたことが起こる、それが現実です。そのことを見逃すとすれば、それは間違いなく気の緩みであるといえるのです。

訴えの多い患者さん

ポイント2（下線②、③）

　患者さんに限らず、気持ちが塞いだり、体が病んだりすると、誰でもわがままになるものです。また、入院中の患者さんは普段の生活に比べて、人とのコミュニケーションが圧倒的に少なくなります。どこか心が寂しいので、何かと人とかかわることを模索する傾向があるものです。

　この患者さんがわがままかどうか、にわかには判断できません。たとえそうであったとしても体調不良、疾病、怪我、入院という、普段とは違った環境において、人と人とのかかわりを求めていると考えることはできないでしょうか。間違いなく、そういう面もあるからこそ、普段の生活からすると、多少はわがままにもなっているのでしょう（p.140参照）。

　患者さんの性格の問題だと決めつけたりせず、総合的、多面的に心情を推し量ることも、看護の仕事の本質でしょう。ナースコールで呼ばれるタイミングではなくても、こちらから積極的に声をかけ、世間話ができるくらいの人間関係をつくりましょう。すると、それまでよりはいくらかは好意的に、こちらのことを考えた対応をしてくれるでしょう。

【どういう対応・接遇がよかったか】

　訴えの多い患者さんとそうでない患者さんがいるものですが、何も言わない患者さんがそれで満足しているかというと、必ずしもそうではないわけです。看護、医療に必要な情報として、患者さんの必要な訴えは大いに声に出してもらわなければなりません。

　しかし、ナースコールに限らず、常識を外れて私用を依頼されたり、あまりに些細な訴えが続いたりするようであれば、それはきちんと患者さんに伝える必要があります。ただし、そのことはマナーとしてではなく、病院のルールとして伝えるほうがよいでしょう。マナーとして指摘すると、何かと感情論になりがちです。

　言いにくいことを言うときには、マジックフレーズを使って「申し訳ございませんが、○○のときは□□していただきたい」などの旨をきちんと話します。現実には、依頼表現で「□□していただけますか。お願いします」というのもいいでしょう（p.144参照）。

　時には、肯定表現を使って「○○のときは、積極的に使ってほしい」などと、正しい情報を伝えることも大切です（p.146参照）。

　ただし、ポイント1で述べたように、どのような訴えであっても、患者さん

への対応は万が一を考えて、すぐに対応することが大切です。

【会話例】
(患者との人間関係をつくるために、処置の後などに世間話をする)
「ところで、○○さんは……」
「ところで、最近□□がありましたね」
(ナースコールの使い方の説明)
「ナースコールは、いつ使っていただいても構いません。しかし、お急ぎでなければ、私たちが近くを通ったら、そのときに声をかけていただいてもよろしいですよ」
「このようなときは、ナースコールではなく、声をかけていただけませんか。申し訳ございません。よろしくお願いいたします」
「○○のようなときは、ナースコールをお使いください」

column

たばこは吸わないことがマナー

　たばこは、吸う人の健康を害し、生活習慣病やがんの罹患率が確実に上がります。たばこを吸う習慣のある人は、がんの発生確率において、放射性物質による影響に換算すると、1年間にほぼ1000ミリシーベルトを超えるといわれています。

　また、たばこは、吸う本人が健康を害するばかりではありません。周囲にたばこを吸う人がいることが原因として推定される「がんによる死者の数」が、年間数千人にのぼるというデータもあります。吸う人ばかりではなく、周囲の人が、副流煙によって不愉快な思いをさせられたうえに、がんの罹患率が上げられてしまうことは、悲しく矛盾した現実です。

　たばこを吸うマナーという点では、「どこで吸うか」や「どのように吸うか」を考え、「吸殻は灰皿に入れる」「子どもの前では遠慮する」といったところでしょうか。マナーも問題になりますが、これからの時代、われわれはすでに「吸うためのマナー」ではなく、吸わないこと自体がマナーであると考えるべきです。

case.4

訪問看護で物品を壊した?

【事例】
　ある訪問看護ステーションに、クレームの電話が入りました。発信人は、患者さんの家族です。
家族「この前、訪問看護に来てくれた後に気づいたのですが」
職員「はい。どのようなことを」
家族「飾ってあった人形が壊れて、倒れていたのです」
職員「はい」
家族「<u>看護師の方がやったのかどうかわかりませんが、一応お話をと思いまして①</u>」
職員「そうですか。では、<u>こちらも看護師に聞いてみます②</u>ので」
家族「まあ、いいですけど、記念の品物だったもので」
職員「左様ですか」
家族「大切にしていたので、本人ががっかりしていまして」
職員「申し訳ございません。この件は調べて折り返しお伝えしましょうか」
家族「連絡は不要です。とにかく、おたくとは限りませんが、今後は気をつけてください」
　職員は当該看護師に事情を聞いたところ、訪問看護に伺った当日、本人はその人形に一切、手を触れていないことが判明しました。その後、この職員から家族への連絡はしなかったといいます。また、この患者さんと家族とこのステーションの関係も以前のとおりだということです。

【解説】
ポイント1（下線①）
　クレームを受けたら、まずは聞くことが大切です。そのことが当方の原因かどうか、責任があるかどうかを判断するためにも、相手の言い分を正確に聞き取ることは大切なことです。
　聞くこととは、必ずしも相手の言い分を黙って聞くことだけではありません。少なくとも、こちらから積極的に質問しなければなりません。訪問看護は定期的に行われているわけですから、「まずはいつのことか」です。さらに、その

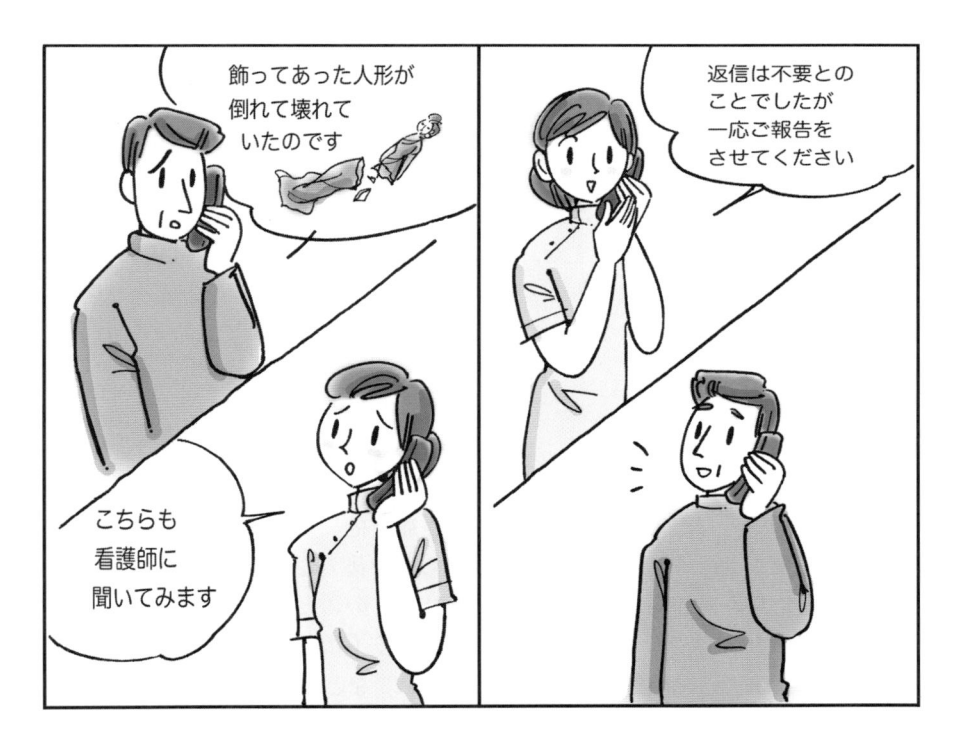

人形がどこに置いてあったのか、それがどのような状態になっていたのか、そのことにいつ気づいたのか、患者本人は何と言っているのかなど、本書で解説した5W2Hの要素を聞き、客観的事実をもって状況を把握していきます（p.170参照）。

　たとえ、こちらには非がない、いくら言われても仕方がないといったことであっても、聞くことは、相手方の不満な気持ちを静めることにつながります。また、お互いに冷静、かつ論理的に物事を判断するきっかけにもなるものです。

ポイント2（下線②）
　このようなケースでは、相手の話をいくら聞いても、直接的に責任を取る必要はありません。相手側がいくら「そちらの責任だ」と主張し、責任を問われたとしても、こちらに責任があるかどうかは、聞くという行為とは次元の違うことです。責任があるかどうかは聞いたうえで判断することです。また、責任を認めたとしても、補償、賠償をするかどうかは、全く別の次元の問題です。
　つまり、このケースでは、人形を壊したのが明らかにこちらの看護師である

という因果関係が証明されない限り責任はありませんし、たとえそうであっても補償、賠償する必要があるかどうかは話し合いのうえで決まることです。責任があっても補償、賠償しない場合も多いのです（もちろん、必要があれば補償、賠償に応じます）。

　人形が適切に保管されていたか、倒れやすい場所になかったかといったことも考えなければなりません。また、高齢者の持ち物の場合、かなり古い物品が経年劣化によって自然に壊れることも少なくないと聞きます。そのような場合、誠意を込めて謝ることで、多くの場合は許していただけるのではないでしょうか。

【どういう対応・接遇がよかったか】

　このケースでは、相手側も「看護師の方がやったかどうかわからない……」「一応、お話を……」などと言っていますので、確信的にこちらの責任を追求しているわけではなさそうです。気持ち悪いから、今後のこともあるから一応言っておこうといった気持ちと、多少の疑いを持ってのことだと思われます。

　こちらの責任ではないと思われるケースでは、「私も気づかずに、申し訳ございませんでした」「大変お気の毒なことです」など、心配りの意味でのお詫びの言葉を伝えて、相手の気持ちを思いやりましょう。これは、正式に責任を認めた謝罪の意味ではありません。

　しかし現実に、数日後には、看護師はこのお宅を訪問するわけです。そのときに何も言わないということも、かえって気まずいものでしょう。また、黙っていると、何かを隠しているというニュアンスを感じられかねません。

　そこで、連絡不要と言われたものであっても、念のために事実を確認しました、念のために今後の対策を考えましたという意味で、何らかのコミュニケーションは取るべきでしょう。看護ステーションの職員、または次回の訪問看護の際に看護師から、何らかの報告をすべきことと思われます。

【会話例】

（クレーム対応時）
「申し訳ございません。こちらからいくつかうかがってもよろしいでしょうか」
「それは、いつのことでしょうか」
「人形はどちらに置いてあったのでしょうか」
「どのような壊れ方をしたのでしょうか」

「そのことにお気づきになったのはいつでしょうか」
「さぞかし、驚かれたここと思います」
（電話での報告）
「返信は不要とのことでしたが、一応ご報告をさせてください」
「事実関係を調べましたので、念のためにご連絡いたします」
（次回訪問看護時）
「先日は、気づかずにすみませんでした」
「ご本人が気づかれたときには、どのような状況だったのでしょうか」
「係の者から聞きましたが、大切な物だったとのことですね」
「どのような思い出の品物だったのでしょうか」
「それは残念なことでございました」
「しかし、私、当日そちらには、まったく手を触れてはおりません」
「今後も気をつけますので、何か注意すべき点がありましたら、いつでも言ってください」

column

オーバーリアクションを心がける

　あいづちを打って、うなずきながら聞く、このことは会話の大切なマナーです。仲のよい友人とは気軽に話ができるけれど、その他の場面では固まってしまう、そんな人もいるようです。もちろん、本人に悪気はありません。しかし、特に年配の方からは、人の話を真剣に聞いていないのではないかと、誤解されやすいこともあるようです。

　現代人は、会話の際のリアクションが少ないといわれています。そこで、オーバーリアクションを心がけてみるとよいでしょう。

　初めは、話を聞いている自分を多少演技するくらいのつもりで行いましょう。相手方とのコミュニケーションが、密になることが実感できるでしょう。努力を重ねているうちに、あえて意識しなくてもできるようになるはずです。それが、あなたの人柄として他人に認められるでしょう。

ナースの会話から噂話を疑われた

【事例】
　ある病棟で、患者さんが見舞い客と話しています。
患者「あの看護師、感じ悪いのよ」
見舞い客「えっ、どうして？」
患者「この前、私のほうをチラッと見て、<u>同僚の看護師とヒソヒソと話していたのよ①</u>」
見舞い客「ふーん」
患者「きっと、<u>私の悪口を言っていたに違いないわ②</u>」
見舞い客「そんなふうに考えなくても……」
患者「別のときには、別の患者さんのことで<u>『正式にお願いします』③</u>なんて言っているのが聞こえたのよ。私は正式ではないのかしら」
見舞い客「考えすぎじゃないの。病院に正式もいい加減もないでしょう？」
患者「とにかく、ここの看護師、私の前では小声で話すのよ。もしかしたら、<u>私の身体のことで、人に言えない何かがあるのかしら④</u>」
見舞い客「そんなこと、考えすぎよ。医師は何も言っていないのでしょう」
患者「だから、<u>人に言えない何かがあるから、当然医師は何も言わない⑤</u>わよ。それで、看護師もヒソヒソ話すわけよ」
見舞い客「気にしすぎではないの？」
患者「<u>きっとそうよ、そうに違いないわ⑥</u>」

【解説】
ポイント1（下線①、②）
　患者さんの前に限らず、人は誰でも他人同士でヒソヒソと話をされることについて快いものではありません。つまり、何らかの情報が自分にだけ隠されているという気持ちを持つことで、ある種の疎外感を感じるのです。
　自分には何かが隠されている、というマイナスの疑いを持つと、次には、誰でもそのことを正当化する方向で事態を考え始めます。マイナスの疑いを持ち、そういった感覚を毎日持ち続けることは、人間的に、感情的に豊かな状態とはいえないでしょう。

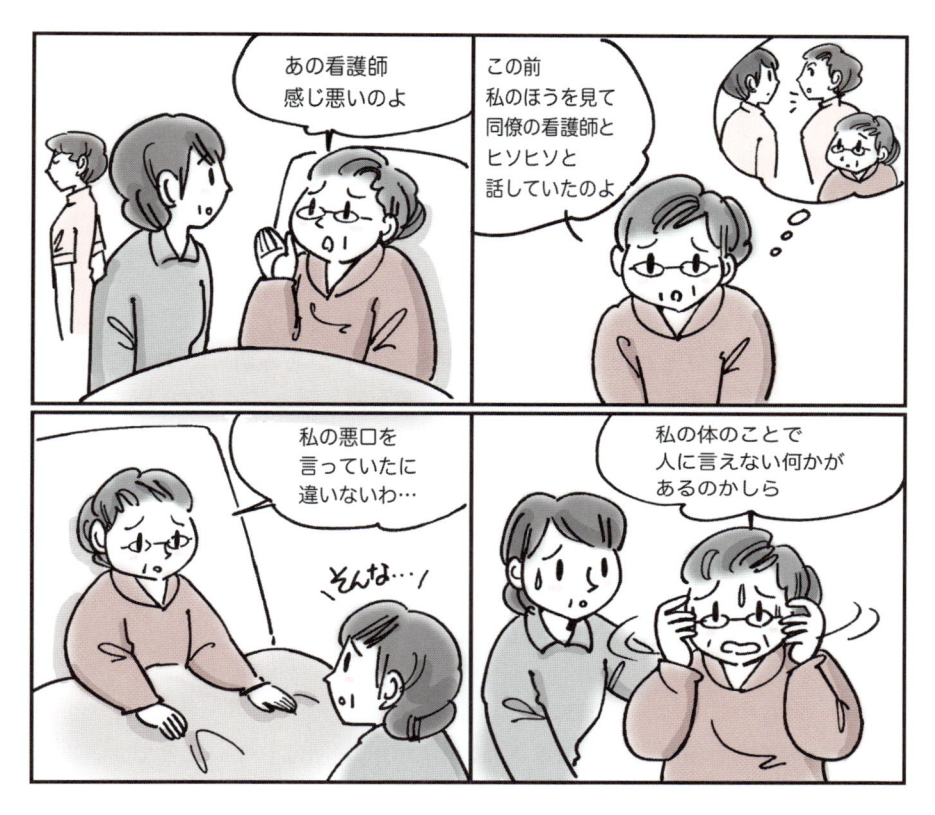

内緒話はもちろん、他人の前でヒソヒソと会話することはマナー違反です。とりわけ患者さんの前では行ってはなりません。

ポイント2（下線③）

ヒソヒソ話だけではなく、ハキハキと発音しない話は、単純に聞きづらいものです。意味も伝わりにくくなりますし、聞き違いの原因の一つにもなります。

この例の会話では、患者さんはある看護師同士の話を「正式にお願いします」と聞いてしまったようです。実際には、そのとき看護師は、同僚に「清拭、お願いします」と話していたわけです。

笑い話のような単純な聞き違い、思い違いですが「清拭」というある意味で専門用語になじみのない患者さんにとっては切実であり、信頼を揺るがしかねないことです（p.148参照）。

ポイント3（下線④、⑤、⑥）

　人は何かを疑いだすと、自分の主張が正当であることを追及し始めます。自分を正当化する情報は受け入れますが、そうでない情報は排除します。幅広い情報を取り入れにくくなるのです。この会話例でも、思考が進むとともに、友人の言葉はこの患者さんの気持ちに入りにくくなっていくのです。

　つまり、疑いは次のような論理展開を引き起こします。

　第1に、この病院の看護師の対応は感じが悪いと思います。

　第2に、感じが悪いと感じる理由は、ヒソヒソと話をするからです。

　第3に、ヒソヒソと話をする理由は、何か隠し事があるからです。

　第4に、隠し事があると考える理由は、医師が何も言ってくれないからです。

　第5に、その証拠に、そうでなければ医師も何かを言ってくれるはずだからです。

　このように考え始めるのです。そして最後には、きっとそうに違いない、と自分の考えを正当化します。ここまでくると、この医師は、単に無口な医師かもしれない、言う必要もないほど軽い病状なのかもしれない、といった可能性は気持ちの中からほとんど排除されてしまいます。

【どういう対応・接遇がよかったか】

　何といっても陰口や噂話、患者さんの前での内緒話はしないことです。これらの話は、基本的に人間関係を崩し、自分の品性を貶めるものと心得ましょう。

　話は、それを誰かが聞いている可能性をも考え、相手方に言うべきことや、他人に聞かれてもいいことを、大きな声で、はっきり言うことが大切です。他人に聞かれて困るのであれば、患者さんをはじめとする第三者の目から物理的に隔離した場を設定し、はっきり発音、発声、発言します。第三者が聞いていないのであれば、スタッフ同士が専門用語を使って堂々と話せばよいわけです。

【会話例】

（誤解を解くために）

「私の話し方で不快な思いをさせてしまっていたら、謝ります。申し訳ございません」

「ごめんなさい。ちょっとだけ、よろしいですか。先ほど聞こえてきてしまったのですが、『せいしき』って『正式』ではなくて、『清拭』で、体をきれいに拭くことなのです。ご心配をかけて、申し訳ございません」

column

返事に「なるほど」?

　事務課の先輩職員のKさんは、この春入ってきた新人Aさんに仕事を教えていますが、彼の返事を聞いているうちにだんだん不愉快になっていくといいます。

Kさん「〜というわけだから、この資料は月末までに必ず提出すること」

Aさん「なるほど」

Kさん「必要なファイルはこの棚のここ。使ったら必ず元の位置に戻すこと」

Aさん「なるほど」

　こんな調子で、Aさんは熱心にメモを取りながら「なるほど」を連発します。

　実はAさんはコミュニケーションの本で、受付の代表的なあいづちに「はい」「そうですか」「なるほど」があることを知りました。「なるほどね、いいことを覚えた」と、Aさんはことあるごとに「なるほど」を使いました。

　受付のあいづちは、相手の言い分を否定せずに受け止めるという意味があります。「なるほど」は、疑問に思っていたことなどが深い理解につながったときにこそ使うあいづちです。新しく教えてもらうことに、いちいち「なるほど」では、先輩もいい気はしません。

　仕事を教えてもらうのですから、素直な受付「はい、わかりました」「はい、承知しました」と返事をすべきです。さらに、打てば響くように明るく返せば、教える側もやる気を感じてくれるでしょう。

case.6

面会人に応対する

【事例】

　ある日の昼休み、午後の診療が始まる10分ほど前、ある診療科の外来窓口での会話です。

　「医師に面会したい」と、お客さまがやってきました。たまたま近くにいた看護師（または事務員）が対応しました。この方は、この後、診察を受けようとする患者ではありません。一見して、それなりに地位のある方のようです。

　医師は、午後の診察の準備と各種資料に目を通しており、診察室に在席しています。

お客さま「ちょっと、すみません」
看護師「……①」
お客さま「〇〇先生にお目にかかりたいのですが。今、いらっしゃいますか」
看護師「はい、おります。少々お待ちください②」

　看護師は、このお客さまにそう告げて、診察室に医師を呼びに行きました。ところが、先ほどまでそこに座っていた医師はその場所にいません。

　看護師は、お客さまのところへ戻りました。

看護師「すみません、〇〇先生は、今までいたのですが……」
お客さま「そうですか。何時ごろお戻りでしょうか」
看護師「すぐに戻ってくると思うんですけど……③」
お客さま「では、そこで待っています④」
看護師「すみません」

　5分ほどして、医師が戻って来ました。

看護師「あ、戻って来ました。〇〇先生、お客さまですよ」

　さて、この状況での看護師の対応は、これでよかったのでしょうか？

【解説】

ポイント1（下線①）

　どのような状況でも、外来者から呼ばれたら、すぐに返事をしなければなりません。

　「〇〇さん」と名前を呼ばれたり、「すみません」「お願いします」などと、

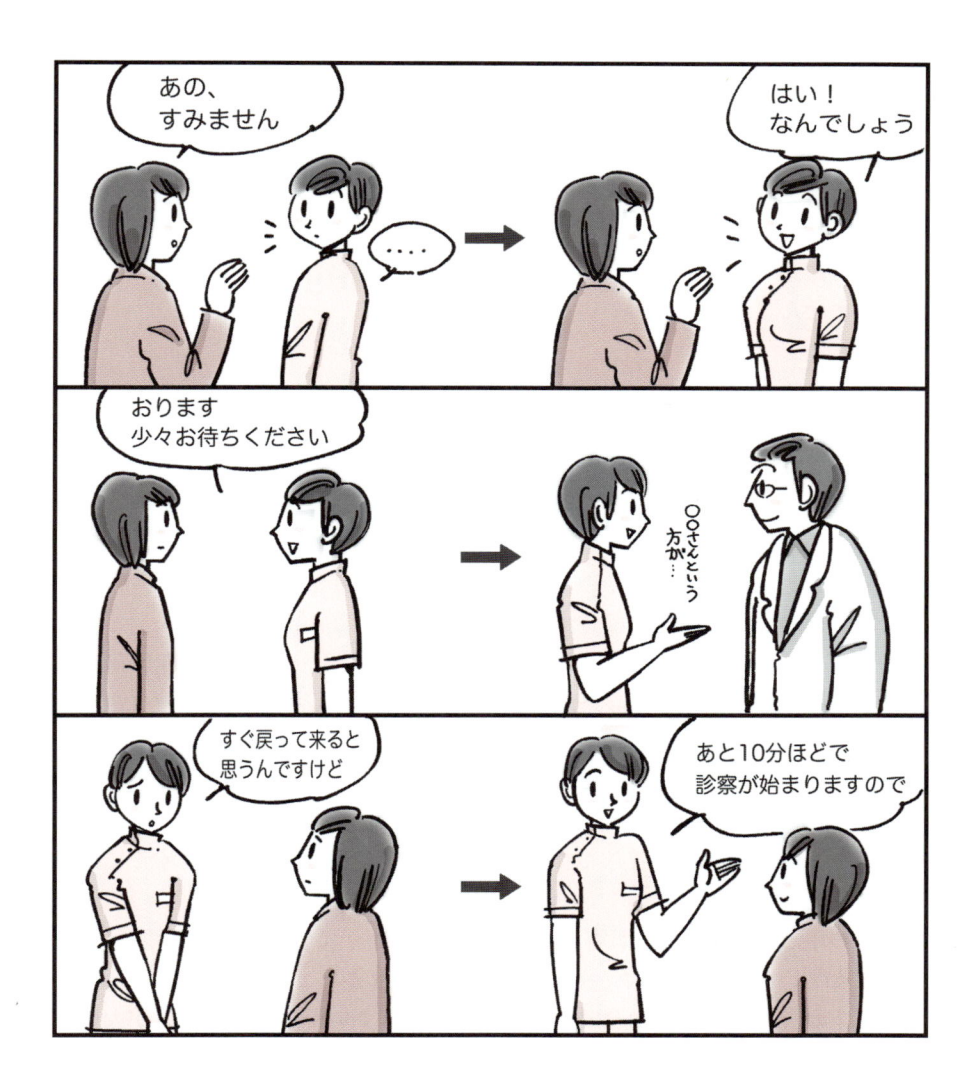

声をかけられたりするということは、声をかけた人がこちらに用事があるわけです。それを無言で過ごしてしまっては、無視したことになってしまいます。

人に声をかけられたら、すぐに、明るく、そちらに視線を向けて、声かけに答えるようにします（p.34 参照）。

ポイント２（下線②）

外部から来たお客さまから、同僚、上司などの在否について尋ねられた場合、

面会人に応対する ｜ 195

「はい、います」「いいえ、いません」などと、すぐに答えてはいけません。もちろん、状況によって、そこにその人がいることがお互いにわかっている場合、また、診察を受ける患者さんのように立場や面会の用件が明確な場合であれば、ケースバイケースで判断することになります。

しかし、突然いらっしゃったお客さまで、用件がにわかに把握できないケースでは要注意です。もしかしたら、その医師はそのお客さまに会いたくないかもしれません。

ポイント3（下線③、④）

お客さまを待たせる場合、待たせるほうの感覚と待たされるほうの感覚は、かなり違っています。単に「少々お待ちください」と言った状況でも、待たされるほうの「少々」は待たせるほうの3倍は長く感じイライラするものです。

待っていただくことは仕方のないことでも、お客さまにはできるだけ落ち着いて時間を過ごしていただくことを考えなければなりません。

また、そのような状況では「すぐ戻ってくると思うんですけど……」といったあいまいな表現では"私には関係がありません"といった無責任な印象があります。「あと10分ほどで診察が始まりますので、すぐに戻ると思います」などとはっきりした言い方をしましょう。

【どういう対応・接遇がよかったか】

お客さまや外来者、患者さんなど、他人から声をかけられたら、すぐに返事をして反応します。

面会の申し出では、そのお客さまについて、にわかに判断できない場合には、少なくとも、相手方の名前、面会の用件を確認しましょう。必要によっては、名指し人が在席している場合でも、取り次いでもよいか確認することが大切です。

待たせる場合でも、名前や身分、立場、用件を聞くことで、待たせてもよいか、名指し人を急いで探したほうがよいかなど、対応を判断しなければなりません。待たせることは仕方がない場合でも、大切なお客さまを漫然と待たせることになっては、そのこと自体が失礼になる場合もあります。

そして、人を待たせる場合は、わかる範囲で待ち時間の目安を告げましょう。また、その場合には、どのように待っていただくのかを示しましょう。短時間であれば、立って待っていただくこともあるでしょうが、そばにいすがあれば

着席を勧めることは、最低限のマナーでしょう。状況によっては、別室に案内するなどして、その間にこちらは何をするのかを示しましょう（p.80参照）。

【会話例】
（お客さまを迎える）
「はい」
「こんにちは」
「おはようございます」
「何か御用ですか」
（相手の名前を尋ねる）
「失礼ですが、どちら様ですか」
「どちらの○○様でしょうか」
（必要な場合）
「どのようなご用件でしょうか」
「本日はお約束でしょうか」
「お急ぎのご用件でしょうか」
（答えてもよい場合）
「はい。○○はおります。ただ今呼んで参ります。少々お待ちください」
（答えない場合）
「ただ今、確認して参ります。少々お待ちください」
（待たせる場合）
「それほど長くかからないと思われます。少々お待ちいただけますか」
「あと、○○分ほどで戻ると思います」
「ただ今、探してまいります」
「こちらでお待ちください」
「そちらにお座りになってお待ちください」
（待ち時間が長くなる場合）
「申し訳ございません。もう○○分ほどかかるかと思います。お待ちいただけますか」
「申し訳ございません。ただ今、探しております」
「申し訳ございません。まだしばらくかかるかと思います。いかがなさいますか」

case.7

お客さまから名刺を出された

【事例】
外来者「こんにちは」
ナース「はい」
外来者「恐れ入ります。私、株式会社○○の○○と申します」
(名刺を出される①)
ナース「どうも……」
外来者「○○の件で、伺ったのですが」
ナース「はい。では、どうぞこちらへ」
(テーブルのあるところへお連れして、打ち合わせをする②)
外来者「ありがとうございました。以上で、打ち合わせは終わりです」
ナース「こちらこそ、ありがとうございました」
(打ち合わせ終了後)
外来者「では、またご連絡をしたいのですが、あなたの名刺をいただけませんか」
(名刺を渡す③)
看護師「はい。私は○○です。どうぞよろしくお願いします」
　　仕事をするうえでは、このように、相手の名刺を受け取る、必要な場所へ案内する、打ち合わせをする、こちらの名刺を渡す、といったことがあるものです。どのようなマナーに注意したらよいでしょうか。

【解説】
ポイント1（下線①）

　仕事をしていると、患者さんの家族や協力業者の方から名刺を差し出されることがあるものです。このことは、ナースより医師、事務職員のほうがその機会が多いかもしれません。

　名刺は自己紹介の場面で、これからもお付き合いする可能性のある人に自分を正式に紹介し、「今後ともよろしくお願いします」という意味で差し出します。

　出された側は、その気持ちを受け止めるために、名刺をていねいに扱うことが大切です。出された名刺をぞんざいに扱うこと、例えば手遊びをしたり、床に落としたりすることは大変に失礼なことと考えましょう（p.52～55参照）。

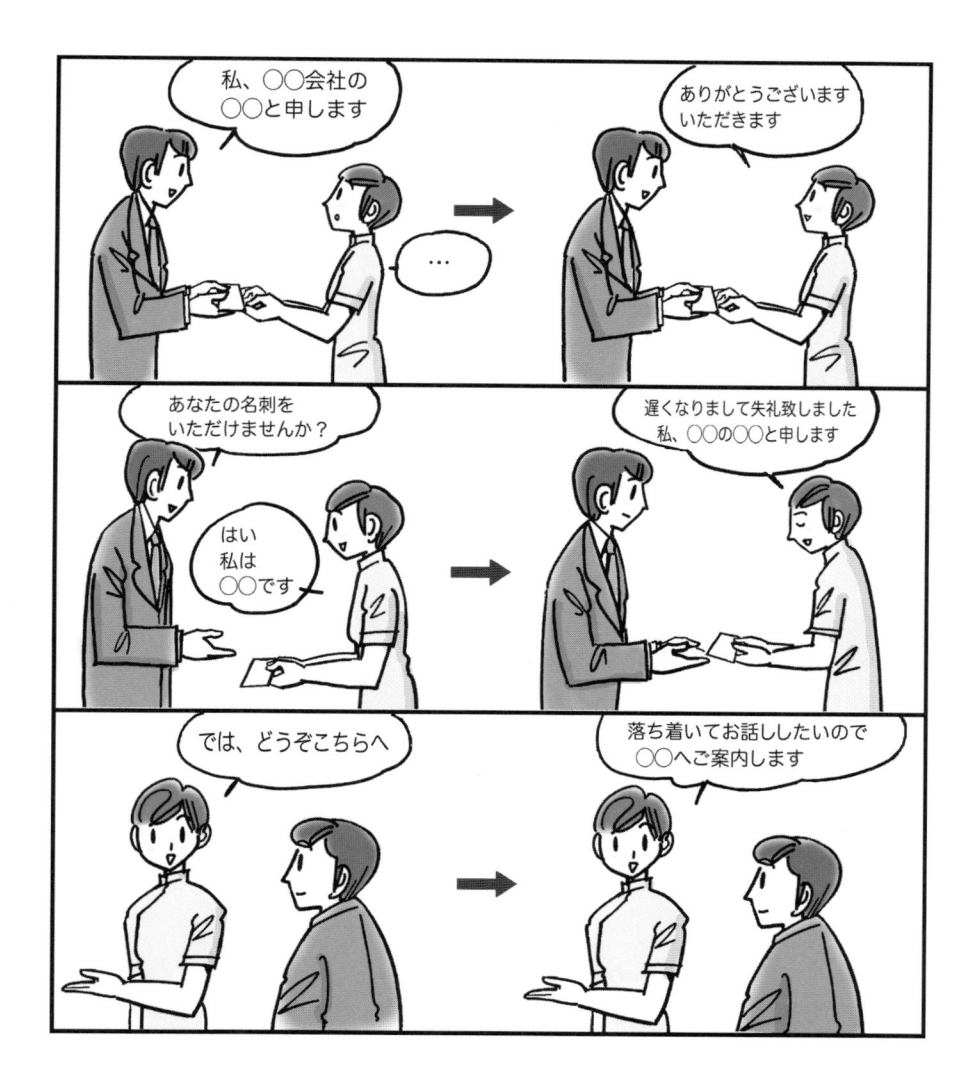

ポイント2（下線①、③）

　名刺を受け取る場面では"お互いに"今後ともよろしくお願いします、という前提ですから、名刺は同時に交換するということが多いわけです。名刺をいただいたら、こちらからも差し上げることは原則です。

　また、この例のように、打ち合わせの後にこちらの名刺を出すこともあります。それは、こちらとしてはこの人と継続的にお付き合いする必要があるかどうか、打ち合わせとともに判断するといった場合です。もし、相手方から名刺

を出されても、話を聞く過程で必要ないと判断されたら、こちらから名刺を出す必要はありません。その場合は、口頭できちんと名乗ることでも構いません。例えば、患者さんの家族が名刺を出してきても、こちらは口頭ではっきりと名乗れば、それでよいと思われます。

極端にいえば、例えば、しつこいセールスなどの場合"この人とは今後も継続的にお付き合いする必要がない"ということならば、相手方からいただいた名刺をお返ししても構わないのです。

ポイント3（下線②）

外来者をどこかへ案内する場合には、不安にならないように、穏やかにかつハッキリと指示しながら案内するように心がけましょう。「落ち着いてお話したいので……」などと理由をつけ加えれば、さらにていねいな印象です。

【どういう対応・接遇がよかったか】

人を案内するときの具体的方法や注意点、名刺の受け渡しなどについては、p.46 ～ 49、p.52 ～ 55 を参照してください。

【会話例】

（名刺を受け取るとき）
「ありがとうございます。いただきます」
「○○会社の○○様ですね。どうぞよろしくお願いいたします」
（案内するとき）
「では、ただ今より○○へご案内いたします。どうぞ、こちらへ」
「落ち着いてお話ししたいので、○○へご案内いたします。どうぞ、こちらへお越しください」
（名刺を遅れて出すとき）
「遅くなりまして失礼いたしました。私、○○の○○と申します。どうぞよろしくお願いいたします」
（名刺を持っていないとき）
「申し訳ございません。あいにく、私は名刺を持ち合わせておりません」
「申し訳ございません。ただ今、名刺を切らせております」

column

備品は使ったら元に戻す

あるナースステーションでの出来事です。いつものことながら忙しそうな雰囲気のなか、Ｂさんのイライラした声が聞こえてきます。

Ｂさん「ねぇ、ここに置いてあった血圧計、誰か知らない？」
同僚　「いつもそこに置いてあるでしょう？」
Ｂさん「それがないのよ、おかしいなぁ。確かにいつもここにあるのに」

そのとき、新人ナースのＡさんが、はっとした様子で「あっ、すみません。私がさっき使いました」とワゴンの上からあわてて持ってきました。

Ｂさん「どうして使ったら元の場所に戻しておかないの！この間も言ったばかりでしょ！」
Ａさん「すみません、すみません」

Ａさんはひたすら謝りましたが、Ｂさんは怖い顔をして病棟へ行ってしまいました。Ａさんは「なにも、あんなに怒ることないのに」と内心で思って、ため息をつきました。

このようなことでは、Ａさんはまた同じことをしそうですね。仕事で使う器具、備品類は、効率的に使えるよう置き場所を決めているものです。あるべき所にあるべき物があるという、もしこのルールが守られなければ、いざというときに必要な物が見つからず重大なことにもつながりかねません。ほかのナースの仕事効率も悪くなります。「使ったら元に戻す」「決められた場所に置く」ことは基本中の基本なのです。

お客さまから名刺を出された

忙しいときに電話がかかってきた

【事例】
　仕事の場に電話がかかってくることは、よくあることです。自分にかかってきた電話であれば、挨拶をしてそのまま話せばよいのですが、実際には、以下の例のように他人宛の電話を取ることのほうが多いでしょう。

発信人「あ、〇〇病院ですか①」
職員「はい。そうですけど②」
発信人「私、〇〇の〇〇と申します。恐れ入りますが、〇〇さんはいらっしゃいますか」
職員「えっ、〇〇ですか。えーと、ちょっと、今、いないんですけど……②」
発信人「そうですか。何時ごろお戻りでしょうか③」
職員「えっ、ちょっとわからないんですけど……②」
発信人「〇〇さんとお話ししたいことがあるものですから、どうしたらよいでしょうか③」
職員「そう言われましても、いないものでねえ……」
発信人「では、お戻りになりましたら、お電話いただけますでしょうか③」
職員「はい、わかりました。えーっと、お名前様は、何様でしたっけ④」
発信人「（ムッとして）〇〇です」
職員「はい、〇〇さんですね。言っておきまーす⑤」
発信人「では、お願いしますよ」
職員「はーい⑥」
発信人「ところであなたのお名前は？③」
職員「〇〇ですけど②」
発信人「はい、〇〇さんですね。よろしくお願いします」
職員「わかりました」

　この例を読んだだけでは、実際にはこんな会話はない、と思われるかもしれません。しかし、こういったニュアンスの言葉遣いをする人を、時々見かけます。職場の同僚同士で言葉遣いやイントネーションが似てしまい、全体的に言葉遣いの傾向が同一化しているケースも少なくありません。

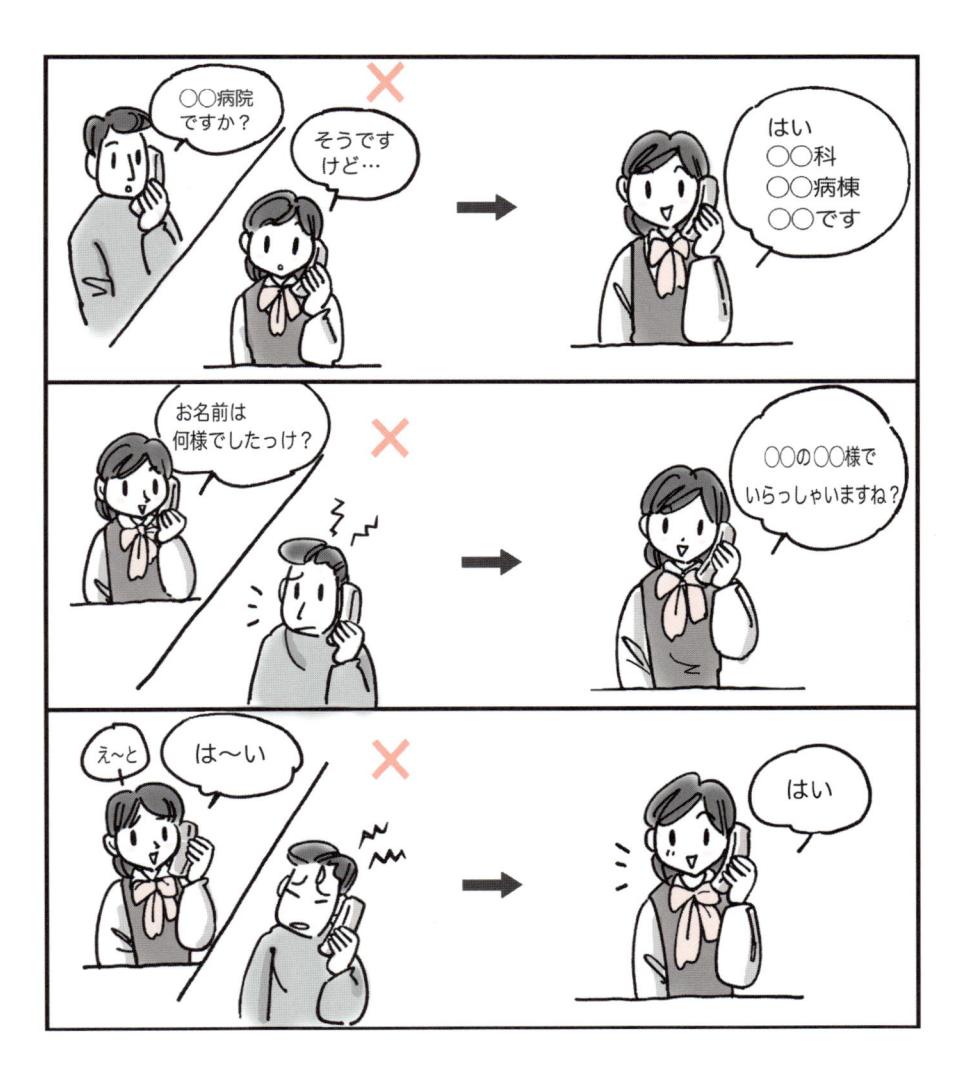

また、忙しい場面で電話を受けると、意識していなくても、ぞんざいな応対をしてしまう傾向もあります。
　あなた自身の言葉遣い、職場の同僚との会話はきちんとできていますか。

【解説】
ポイント1（下線①、③）
　まずは電話のマナーを身につけましょう。

発信人から「〇〇病院ですか」と聞かれているのは、電話に出たときにこちらがはっきりと名乗っていない証拠です。
　また、「何時ごろお戻りですか」「折り返しの電話をお願いします」「あなたのお名前は？」と尋ねられるのは、会話を積極的にリードしていないためです。
　感じのよい電話応対は、基本的な受け答えをし、積極的に会話をリードしていくことが大切です。
　また、一度聞いている相手の名前を途中で聞き返していることは、メモを取っていなかったことを示しています。

ポイント2（下線④）

　敬語の間違いに注意しましょう。事例の「お名前様は、何様でしたっけ」という言葉遣いは、本人はていねいに表現したつもりかもしれませんが、間違いと同時に常識までも欠いた表現と言わざるを得ません。
　「お名前様」は「お」をつけてさらに「様」をつけた過剰な表現です。「お名前」で十分でしょう。人の名前を聞くときは「どちら様ですか」「どなたですか」が正しく、「何様」といういい方は、偉い人、高貴な人くらいの意ですが、これは「あなたは何様のつもりですか」などと皮肉的に使う言葉です。言葉の終わりの「でしたっけ」も軽い印象があります。友達に対してならよいと思いますが、電話の向こうの相手への敬意を感じません。

ポイント3（下線②、⑤、⑥）

　言葉癖に注意しましょう。
　「えーと」「ちょっと」など、意味を怪しくする言葉癖は、自信のなさを露呈し、話す内容の信頼性を疑わせます。そのコミュニケーションに積極的に取り組んでいないという印象もあります。さらに「……けど」などと言うと、可能性や例外、隠し事をしているかのような、会話の内容に裏があることを印象づけます。
　「はーい」などといった語尾を伸ばす発音も相手に不快感を与えます。日本語は言葉の意味に語尾決定性が高いので、「はいっ」とはっきり発音することで意味がはっきりし、相手に信頼感とよい印象を与えることができます。

【どういう対応・接遇がよかったか】

　第6章「電話・手紙・メールのマナー」を参考にし、しっかり電話のマナー

を身につけましょう。

　電話に出るときは、明るく、ハキハキと挨拶し、こちらから「○○病院でございます」と名乗りましょう。

　また、名指し人が不在の場合は、戻る時間の目安を伝えましょう。さらに、必要によっては、「ご用件は代わって承ります」「折り返し電話をさせましょうか」などと、解決策を提示しましょう。

　一度聞いていることを聞き返す場合は、マジックフレーズを使って「申し訳ございません。恐れ入りますが、もう一度お願いできますでしょうか」などとていねいに聞きなおしましょう。電話は、忙しい業務のなかで急にかかってくるわけですから、誰でもいつでも完璧にとはいきません。仕方のないことは、ていねいにお願いしましょう。

　敬語や言葉遣い、言葉の癖などは、自分で変えなければいつまでも変わりません。普段の会話から自覚して矯正し、習慣づけていくことが大切です。

【会話例】

（電話に出るとき）
「おはようございます。○○病院でございます」
「はい、○○科（病棟）、○○（名前）です」
（相手の確認）
「○○の○○様でいらっしゃいますね」
（名指し人不在の場合）
「申し訳ございません。ただ今、○○は席を外しております」
「○時ごろ（○分ほどで）戻りますが、いかがいたしましょうか」
「よろしければ、私が代わってご用件を承ります」
「では、戻りましたら、お電話いたしましょうか」
（自分を名乗る）
「私、○○科の○○と申します」
（終わりの挨拶）
「○○が戻りましたら、確かに申し伝えます」
「本日は、○○が不在にしており、失礼いたしました」
「お電話、ありがとうございました」
「では、失礼いたします」

case.9

友人からプレゼントをもらった

【事例】
　ナースのAさんは、プライベートの友人に、旅先からプレゼントを贈られました。以下、同僚ナースBとの会話です。
A「私、友人にプレゼントをもらっちゃったの」
B「へえ、いいわね。どんな友達に何をもらったの？」
A「うん、学生時代に仲がよかった人なんだけれど、美味しいお菓子」
B「あなた、お菓子、好きだものね。ところで、その人、毎年、贈ってくるの？」
A「こんなことは初めて」
B「へえ、では、どうして急に？」
A「別に来た手紙によると、○○へ旅行したら、美味しいお菓子に出会って、そういえば……って、私のことを思い出して、それで贈ってくれたらしいわ」
B「いいわね、そういう友達って」
A「で、こちらからも何かお返しをしたほうがいいかしら①」
B「そうね、もらいっぱなし、っていうのも失礼かもね」
A「何がいいかしら？」
B「あなた、そのお友達には、普段から何かお世話になっているの？」
A「いいえ、1年に1～2回会ってお茶を飲むくらいで、特に何も」
B「困ったわねえ……」
　社会に出ると、人への贈り物、人からの贈り物に何かと気を使うことがあります。どのように考えたらよいでしょうか。

【解説】
ポイント1（下線①）
　プライベートな場面でのこういった出来事は、単に儀礼の知識で考えるのではなく、人とのお付き合いについて相手の気持ちを思いやることと考えましょう。単に儀礼的な知識だけで処理すると、考えが自分のメンツや、べき論に集中してしまい、思いやりの心が深まりません。
　相手との人間関係をより深め、親しみを増すには次に自分がどのようにしたらよいか、相手に喜んでもらうにはどのようにすることがよいか、相手を思い

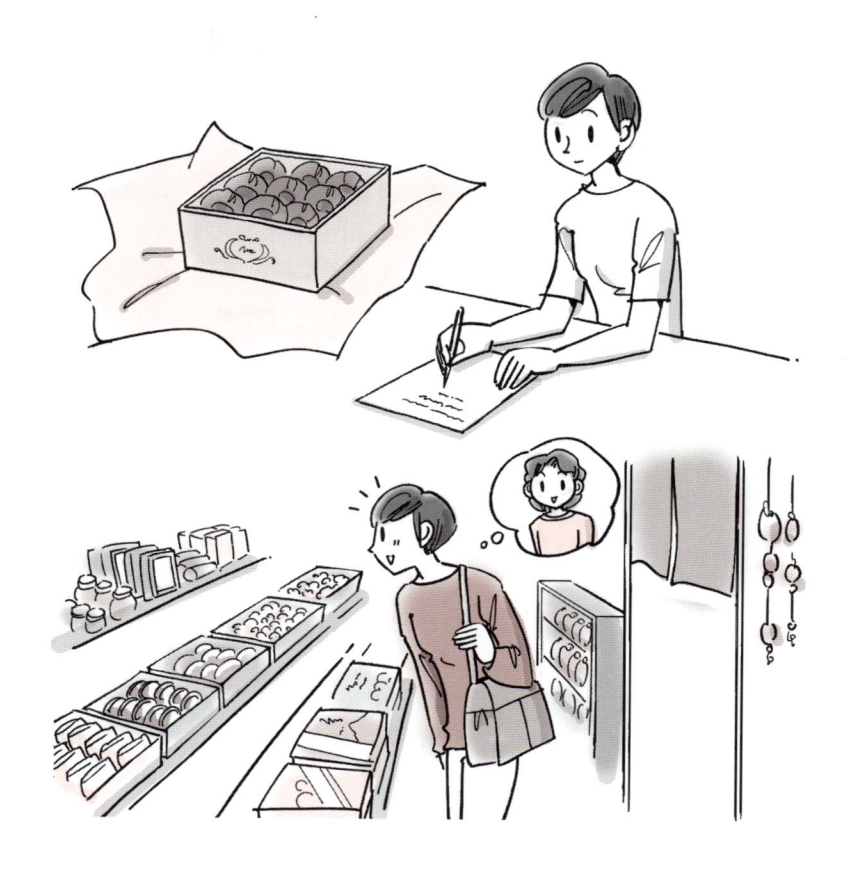

やる心で考えてみましょう。もちろん、そのなかに常識や儀礼といった概念を含めることも必要です。贈り物のマナーを考えることは、社会生活のなかで人格（マナー・接遇も含めて）を洗練していくことにつながります。

ポイント2
　儀礼が優先されるのは、まさに儀礼的な要素の強い贈り物の場合です。
　結婚祝い、快気祝い、葬儀、法事に関する贈り物や金銭の授受については、常識や儀礼的慣習に従うことも大切です。

【対処法】
　この事例は、相手方が利害を含んでいない親しい友人です。そうであれば、お礼のためのお返しをすぐに送る必要はありません。むしろ、すぐにお返しの

品を送っては失礼と考えましょう。このことは、相手方が極端に目上に当たる人からの贈り物についても同様です。

　相手方は旅先で美味しいお菓子に出会い、そのことから、純粋な好意で贈ってくれたのです。ここに「旅先で」「思い出して」といった、この友人の思いを感じます。デパートへ行けば、美味しいお菓子はいくらでもあるわけですが、そういったものを贈られたから贈り返すというのでは、気持ちを踏みにじるようなものです。

　まずすべきことは、お礼の手紙を書くことでしょう。電話やメールでもよいと思いますが、あえて文章を書くことで気持ちが込もります。お礼の気持ち、いかにうれしかったかということはもちろん、いただいたお菓子への感想、その旅先へ自分も行ってみたいといった思いなども添えるとよいでしょう。

　また、あなた自身もどこかで同じような経験をしたら、今度はあなたからも贈ればいいでしょう。それは今回のプレゼントへの直接的なお返しではなく、そのときの気持ちを届けるのです。それはもちろん、食べるものでなくても構いません。ちょっとした雑貨でも、写真や絵葉書とその解説、思い出の文章でもよいでしょう。

　相手も純粋な気持ちで贈ってくれたのですから、こちらも純粋な気持ちでお返ししましょう。そのことが、結果的に人間関係を深めることになるのです（p.252 参照）。

第6章

電話・手紙・メールのマナー

電話のマナーの苦手意識を変えよう
電話は基本を守れば怖くない

電話が苦手という人は多い

　今では電話は一人１台の時代、いや、一人で何台もの携帯電話を使い分けている人もいるほど、生活に密着したものになってきました。いつでも、どこでも、誰もが使っている日常生活の必需品といってもよいでしょう。

　しかし、一方で、**電話でのコミュニケーションに苦手意識を持つ人が多い**ようです。特に職場の電話ということになると、その傾向が強いようです。なぜでしょうか？

　その理由の１つは、かけてきた相手が誰だかわからないということでしょう。個人の携帯電話への着信であれば、かけてきた人が誰かが概ねわかります。しかし、職場の電話の場合、外線か内線かの判断はついても、多くの場合、出てみないことには相手が誰だかわかりません。

　こちらがかける場合も同じです。個人の携帯電話にかける場合、大体は本人しか出ませんので気持ちが楽です。しかし、職場の電話にかけるとなると、その部署にかかることは明らかでも、誰が出るかはわからないわけです。

　また、仕事で電話をする場合には、失敗できないという前提も強く働きます。このことは、実際に会って話す場合も同じことなのですが、電話では相手が見えません。特に相手の表情が見えないぶん、こちらの話をどのような気持ちで聞いてくれているのか、こちらの話した内容は正しく伝わったのかの手がかりがないわけです。

　「誰が出るかわからない」「相手の顔が見えない」「失敗できない」といった面が、電話に苦手意識を持ってしまう不安要素なのです。

電話の特徴

　先述したように、電話では相手の顔が見えません。声だけが頼りです。情報

が目で確認できないので、不完全なコミュニケーションにもなりがちです。「言った」「言わない」の問題や聞き間違いなどが起こりやすいのも現実です。

　また、電話はいつでもかけることができる手軽さがあるので、誰もが"電話くらいかけてきてもいいだろう"という感覚がある半面、"いちいち電話をすることもないだろう"という感覚になりがちです。つまり、手軽にかけられるので、一方では軽い印象が否めません。状況によっては"こんな大切なことを電話で済ませる気か"という感覚も持たれがちなのです。

　顔が見えないだけに、良くも悪くもお互いに相手方のイメージを膨らませます。**適切に使って、感じのよい応対をすれば、"きちんと連絡してくれる""感じよく応対してくれる"と、その組織の節度や信頼、個人的親しみまでも感じさせます。**少しでも違和感を与えると、感じが悪い、非常識な人（組織）だ、などという印象を与えるものです。

電話のマナーをマスターして自信を持って活用しよう

　電話で話すことも、会って話すことも、根底にあるのはコミュニケーション力です。相手の言い分をしっかりと受け止め、こちらの言い分を正しく理解してもらう、その基本は変わりのないことです。これは、次項から解説する電話のマナーをマスターすればそれほど難しいことではありません。明るい声が聞こえてくれば、その組織の雰囲気が伝わってきて、こちらまで明るい気分になります。ハキハキとした話し声であれば、積極性や確実性を感じ、信頼性が高くなるでしょう。感情の多くは声で伝わります。電話は感情を伝えるのにも優れたツールといえるでしょう。

　たかが電話と思わず、電話だからこそ**注意深く、真摯な気持ちで、マナーを守って対応すべき**ものなのです。

> **ポイント**
> 電話は軽くもあり、重くもあるツールだと認識する
> 基本をマスターして電話応対に自信を持とう

電話に出るときのマナー
明るく元気が基本

電話の第一印象は声の出し方で決まる

　電話に出るときに注意したいことは、何といってもまずは**元気に明るい声で出る**ことです。かけてきた相手方は、自分がかけた相手に正しくかかったか、電話には誰が出るか、相手がどのような状況で出るかなど、わずかとはいえ不安を持っているものです。電話がかかってきたら、まずはハキハキと明るく大きな声で出るようにしましょう。

　電話に出た人が、いくら忙しいからといって面倒くさそうな印象を与える声を出したり、気分が乗らないからといって暗い声で出たりしたら、間違いなく相手方は不安、不審、時には怒りを覚えることもあるでしょう。

　電話に出る際の第一声は、次の点に注意しましょう。ただし、これらは相手の感覚にもよるものですから、慣れるまでは演技するくらいの気持ちで意識してみてください。その心配りが、やがてはあなたの個性になるはずです。

１）少し高めの声を出す
　電話に出るときの第一声では、少し高めの声を意識すると、相手方に明るい印象を与えることができます。

２）少し大きめの声を出す
　大きめの声は、積極性、明るさ、コミュニケーションへの意欲を感じさせます。反対に暗く、小さめの声では、消極性、暗さ、やる気のなさを感じさせることになりますので、注意が必要です。

３）少しゆっくりと話す
　電話は相手が見えないので、声だけで内容を伝えなければなりません。少しゆっくりめのスピードで話すと、内容も伝わりやすく、親切な印象を与えることができます。反対に早口で話すと、聞き取りにくくなり、不親切な印象にもなるものです。

コール３回以内に出る

　電話に出る際は、**コール３回以内に出る**ようにしましょう。一般的に、３回以内で電話に出ると、かけた人はストレスを感じないといいます。４回以上になると"遅い"と感じる人が多くなり、７回くらいになると"不在"と感じる人が多くなるのだそうです。

　日本では、電話のコールは鳴っている時間が１秒、その間隔が２秒です。つまり、コール３回では、概ね９〜10秒、５回では15〜16秒ということになります。短いようにも思いますが、電話をかけた人は相手がすぐに出ることを期待しているのです。待つ立場と待たせる立場の違いです。

　個人のお宅では、日中に不在ということがありますが、職場の電話では、勤務時間中の不在はないわけです。遅いと感じさせた時点で、その職場への不信感も芽生えることにもなりかねないものです。

　しかし、状況によっては、すぐに電話に出られないこともあります。それは、お互い常識の範囲です。コールが５回以上になってしまったら「お待たせいたしました」、７回以上になったら「大変、お待たせいたしました」の一言をつけ加えましょう。

〈用語例〉電話に出る際の挨拶言葉

　明るく挨拶し、部署名、必要により個人名を名乗るようにします。一般的には、次の用語を使いましょう。
「はい、□□でございます」
「おはようございます。□□でございます」
「こんにちは。□□でございます」
「はい、□□、○○でございます」
※　□□　→　病院名、部課名など
※　○○　→　個人名

> **ポイント**
> 電話は第一声で印象が左右される
> コールは３回以内に明るく出よう

明るく元気が基本

3 電話を取り次ぐときのマナー
一社会人として取り次ぎはマナーの基本

取り次ぎの手順をマスターする

　電話がかかってきた場合、それが自分宛の電話であることよりも、ほかの人宛であることのほうが現実的には多いでしょう。

　その場合、電話を取り次ぐことになりますが、失礼のないようにと考えると、そこでまたストレスが溜まります。しかし、電話の取り次ぎは医療機関の職員であることの前に一社会人として、基本中の基本です。その手順をマスターすることは、確実なコミュニケーション能力を高めることとして大切なことです。

電話取り次ぎの手順

　電話の取り次ぎは、以下の手順によります。

> ①電話に出る　→　コール3回を目安に、早めに出る　　（p.212参照）
> ②挨拶し名乗る　→　明るく挨拶し、部署名などを名乗る　（p.212参照）
> ③相手の名前を確認する　→　相手の名前を正確に聞く　（p.215参照）
> ④挨拶する　→　名前を聞いたら挨拶する　　　　　　　（p.215参照）
> ⑤取り次ぎ先を聞き、復唱する　→　目的の人を正確に確認する
> 　　　　　　　　　　　　　　　　　　　　　　　　　（p.216参照）
> ⑥場合によって、用件を聞く　→　状況によっては、用件から取り次
> 　　　　　　　　　　　　　　　ぐべき人を判断する　（p.216参照）
> ⑦取り次ぐ　→　取り次ぐべき人に確実に取り次ぐ　　（p.217参照）

相手の名前を確認する

　電話では、かけてきた相手の名前を確実に聞き取ることが大切です。それはマナーでもあり、取り次ぐ先の人への義務でもあることです。

　通常、「○○さんから電話です」と取り次ぎますが、相手の名前を聞いていないと「誰かはわかりませんが……」となり、これでは取り次がれた人は不安です。

　実際の職場では、その瞬間に多忙を極めていることがあります。忙しくて出られない、後でかけなおしたい、場合によっては出たくない、といった判断があるものです。きちんと名前を聞くことで"その人からの電話なら、後でかけ直せばすむこと"といった判断もできるわけです。

　通常は、相手方から「□□の○○です」などと名乗ってきますので、そのとおりに聞き取り復唱すればよいでしょう。**相手方が名乗らなければ、こちらから質問して復唱**します。

〈用語例〉**名前や所属を質問するには**
「失礼ですが、どちら様でしょうか」
「恐れ入りますが、お名前をお聞かせいただけますか」
「申し訳ございません。どちらの○○様でしょうか」

〈用語例〉**復唱時の言葉**
「はい、○○様でいらっしゃいますね」
「はい、□□製薬の○○様でいらっしゃいますね」

〈用語例〉**聞き取りにくい場合**
　電話が遠いことにしてもう一度言っていただくか、漢字を確認しながら聞き取った内容を補完しましょう。
「電話のお声が遠いようですので、もう一度お願いできますでしょうか」
「どのような字をお書きするのでしょうか」
「さんずいの河に、井戸の井で、河井様ですね」

挨拶する

　電話に出たときの「はい」「おはようございます」「こんにちは」などの挨拶は、いわば慣用句に近いものです。その瞬間のこちらへのイメージをアップす

る効果があります。

　かけてきた人の名前を聞いたら、その人個人へのレベルで挨拶するようにします。知っている間柄なら、それなりの感情を込めた挨拶をしましょう。そうでなくても、用件があってかけてきたわけですから、かけてきたあなたへといった気持ちで、**心を込めた挨拶**をすべきです。

〈用語例〉相手がわかってからの挨拶言葉

　かけてきた相手が知っている人の場合、また以前に何らかの用件でお世話になった人の場合であれば、感情を込めてそのことに言及しましょう。
「〇〇様ですね。こんにちは。いつもお世話になっております」
「〇〇様ですね。先日は大変お世話になりました。ありがとうございました」
　かけてきた相手を知らない場合や初めてかけてきた場合も「いつもお世話になっております」を用います。これは、広く社会のなかでどこかで誰かのお世話になっている、ということを慣用的に表現したものとして一般化しています。

取り次ぎ先を聞き、復唱する

　目的の人を正確に復唱して確認します。同じ職場に同姓の人がいる場合、担当や役職によって人が違っている場合には特に注意が必要です。

〈用語例〉取次ぎ先を確認する
「はい。〇〇でございますね」
「はい。□□科の〇〇ですね」
「はい。□□病棟を担当している〇〇ですね」

場合によっては、用件を聞く

　状況によっては、**用件から取り次ぐべき人を判断**することも必要です。どのような用件なのかを聞くことで、相手が取り次いでほしい人ではない、別の人につないだほうがよい場合があります。
　また、用件を確認することで、取り次ぐべき人の状況も勘案して、取り次がないという判断をしなければならないこともあるでしょう。ただしこの点は、先述したように、名前と用件を確認して取り次ぐことで名指しされた人が電話に出るかどうかを判断してもらうことが原則です。

〈用語例〉用件を聞く
「失礼ですが、どのようなご用件でしょうか」
「お急ぎのご用件でしょうか」
〈用語例〉用件を聞いたうえでの判断
「それでしたら、その業務を担当しております○○に代わります」
「○○は、ただ今、手が離せません。後ほどこちらからお電話いたします」

取り次ぐ

　取り次ぐ状況になったら、取り次ぐべき人に確実に取り次ぐことになります。電話をかけてきた相手方は、何らかの用件があってかけてきたわけですから、できるだけ早く取り次ぐことが望まれます。

　すぐに代われない場合、取り次ぎに多少の時間がかかる場合がありますが、その際には相手方の心理的負担を軽くし、**イライラさせないような心配りが必要**です。

〈用語例〉すぐに代われる場合
「ただ今、代わります。少々お待ちください」
「呼んで参ります。しばらくお待ちください」
「すぐに」「少々」「しばらく」など、言葉のニュアンスや受け取り方は人それぞれです。状況によって一概にいえるものではありませんが、通常は30秒以内が限度と思われます。

〈用語例〉すぐに代われない場合、多少長く待たせる場合
「○○におりますので、呼んで参ります。お待ちいただけますか」
「長くなって、申し訳ございません。もう少しお待ちいただけますか」
長くかかる場合は、待っていただいている間に、こちらがどのような行為をしているのか、その理由も話しましょう。待たせる時間、理由によっても変わりますが、通常は1分程度をめどに途中で言葉をはさみましょう。待ち時間が目安として示せれば、それも方法の1つです。

> **ポイント**
> 電話の取り次ぎは基本中の基本
> 手順をマスターして確実に取り次ごう

一社会人として取り次ぎはマナーの基本

取り次ぎができないときのマナー
担当者がいないときは、組織としての対応をする

名指し人に取り次げない場合

　名指し人が休んでいる、会議などで不在、その他の理由により取り次げないと判断した場合には、それなりの対応をしなければなりません。
　「えっ、○○ですか。今、ここにいません。さあ、どこにいるかわかりません。また後で、かけてみてください。いるかもしれませんから」
　まさか、こういった対応はしないでしょうけれど、このような応対ではまるで子どもの留守番ですね。
　電話を受けるという行為も、組織で対応しているわけですから、かけてきた相手方に組織としてできることを提示しなければなりません。つまり、いない人の代わりに**何ができるかの対応策を考える**ことです。そして、その多くは用件を聞いて伝言することです。

取り次げないときの手順

　電話を取り次げない場合の対応手順は、以下のとおりです。

①取り次ぎ先を聞き、復唱する　→　（p.216 参照）
②取り次げないことを告げる　→　理由や状況を述べて取り次げないことを告げる　　　　（p.219 参照）
③用件を聞く　→　用件からその後の処置を判断する　（p.220 参照）
④伝言や折り返しの発信を申し出る　→　伝言や折り返しの発信等を提案する　　　　（p.220 参照）
⑤伝言を聞き、メモを取る　→　相手方の要望等を正確に聞く
　　　　　　　　　　　　　　　　　　　　　　　　　　（p.221 参照）

> ⑥受けた内容を確認する　→　念のためにを付け加える　　（p.221 参照）
> ⑦挨拶し、ていねいに電話を切る　→　原則としてかけた側が先に切るが、相手方に先に切らせるようタイミングをはかる
> 　　　　　　　　　　　　　　　　　　　　　　　　　　　　　　（p.222 参照）

取り次げないことを告げる

　名指し人が、今そこにいないのであれば、当然に取り次ぐことができません。しかし、「いません」「どこにいるかわかりません」だけでは、責任ある組織の対応とはいえません。

　期待に答えられなくて申し訳ございません、という気持ちを込めて詫び言葉を使い、わかる範囲で理由や状況を伝えること、少なくともその努力をすることが大切です。

〈用語例〉電話中の場合

「申し訳ございません。○○は、ただ今電話中です」

「申し訳ございません。○○は、他の電話に出ております。間もなく終わるかと思いますが、このままお待ちいただいてもよろしいでしょうか」

〈用語例〉外出中、ほかの場所にいる場合

「申し訳ございません。○○は、外出中です。○○時には戻ってまいります」

「○○は、ただ今○○におります。少々時間がかかるかと思いますが、いかがいたしましょうか」

〈用語例〉休んでいる場合

「申し訳ございません。○○は、本日、休みをいただいております。よろしければ私が代わってご用件を承ります」

「○○は、この時間は勤務時間外です。次に出勤して参りますのは、○○日の○○時からです」

〈用語例〉その他

「申し訳ございません。○○は、ただ今取り込んでおりまして手が離せない状況です」

「申し訳ございません。○○は、ただ今接客中です。お急ぎでいらっしゃいますか」

「申し訳ございません。○○は、席を外しております。探して参りますので、少々お待ちくださいますか」

用件を聞く

　電話を取り次げない場合、必要によって用件を聞く、または待っていただけるか急用かどうかなど、相手方が電話をかけてきた状況を把握することが必要です。名指しされた人でなければならない用件であれば、その人につなぐ努力をすることになりますが、他の人でも代行できることであれば、その場の対応でその用件が片付くことになります。

　いずれにしても、**ある程度の用件の聞き取りは必要**なことです。
〈用語例〉**相手の状況を聞く**
「お急ぎですか」
「急用でしょうか」
「お待ちになりますか」
「いかがなさいますか」

伝言や折り返しの発信を申し出る

　用件を聞いてみた結果、「特に急用ではない」と言われたとしても、相手方には用件があることは確かです。

　前項とも関連しますが、組織で仕事をしている以上、「よろしければ、私が代わってご用件を承りましょうか」「こちらからかけ直しましょうか」などの提案をすべきです。相手方から「それでは、お願いします」などと依頼されれば、やはりそれなりの用件があったことが裏付けられます。自分の仕事を増やしたくない、などと考えるのでは組織人としては半人前です。あなたへの電話があったときに、ほかの誰かが効率よく対応してくれることを考えれば、全体としての仕事の効率は上がるのです。

　相手方から、何の依頼がなくても、そこには最低限のマナーがあります。それは、名指しされた人への報告です。何らかの**伝言を依頼されなくても、最低限、いつ、誰から電話があったのかを告げる**ことがチームワークであり、マナーでしょう。

〈用語例〉伝言等を申し出る
「よろしければ、私が代わってご用件を承りましょうか」
「○○が戻りましたら、こちらから折り返し電話するように申し伝えましょうか」
「何か伝言することはございますか」
「では、○○様からお電話があったことを申し伝えます」

伝言を聞き、メモを取る

相手方から用件を話されたり、伝言を受けたりするときには、その内容を正確に聞くことが当然の責任となります。電話では、往々にして話すほうが早口になりやすいものですが、あわてずに落ち着いて、努力をします。

次の点に注意しましょう。
1）あいづちを打ちながら聞く
単に「はい」ではなく、「○○ですね」などと相手の発言を復唱します。そのとき、同時にメモを取るようにし、メモの速度にあわせてゆっくりとあいづちを打つと、相手方の話す速度も遅くなるものです。
2）メモを取りながら聞く
3）5W2Hの内容を意識しながら聞く
いつ、どこで、誰が、何を、なぜ、どのようなことが、どのくらい、の7つの要素を意識しながら聞きます（p.170参照）。

受けた内容を確認する

伝言を受けたら、5W2Hに漏れがないかどうか、必要な要素をすべて聞き取ったかを確認します。

そのとき、「念のために」を付け加える知恵を働かせることが大切です。特に、用件の本体部分とは別に、その背景にある事情や万が一の場合の対応などを聞いておくとよいでしょう。「念のために」は、あなたの用件を的確に処理するためにという意味ですから、相手方の反応がどうであっても、信頼感はアップするはずです。

例えば、次の要素は実際に対応するときのポイントになることが多いものです。

❶相手の連絡先（できれば２つ）
❷相手の代理人（相手が不在の場合に伝言できる人がいるか）
❸緊急度合い（なぜこのタイミングで電話をしてきたのか）
❹用件の処理に時間的余裕があるか（余裕がある場合、どの程度あるのか）

〈用語例〉「念のために」を付け加える

「念のために、うかがってもよろしいでしょうか」
「念のために、お電話番号をお聞かせください」
「万が一の場合に備え、携帯電話の番号をお聞きしてもよろしいでしょうか」
「万が一の場合、本件は（そちら側の）どなたにご伝言すればよろしいでしょうか」
「念のためにうかがいますが、お急ぎでしょうか」
「本件は、いつまでに○○すればよろしいでしょうか」
「遅れた場合、いつまでお待ちいただけるでしょうか」

挨拶し、ていねいに電話を切る

　かかってきた電話を取り次げない場合の処置は次善の策であり、基本的には相手の根本的な要望には応じられなかったわけですから、要望に応じられなかったことを詫び、**ていねいに切る**ことを考えましょう。

　伝言や用件を受けた場合は、再確認の意味で約束を繰り返し、こちらの名前をもう一度きちんと名乗ることも、信頼をアップするマナーといえるでしょう。

　一般的な電話でも、最後の切り方で相手の印象を左右することがあります。マナーとしてよくないパターンは、早いタイミングで「ガチャン」「プツッ」と切ってしまうことです。相手に余韻が残らないばかりか、早く切りたい、面倒だといった印象を与えてしまうのです。

　少なくとも、電話のマナーとして次の点は心得ましょう。

❶原則としてかけた側が先に切る
❷相手が目上、お客さま、用件に応じられなかったなどの場合、相手に先に切らせるようタイミングを計る

〈用語例〉ていねいさを表す

「本日は、○○が不在で申し訳ございませんでした」
「私、○○科の○○と申します。○○が戻りましたら、すぐに申し伝えます」
「では、○○時までに、間違いなくこちらからお電話いたします」

「本日は、お電話をいただきありがとうございました。では、失礼いたします」

> **ポイント**
> 名指し人に取り次げないときこそ組織の力を活かす
> 確実に伝言を受け、組織としての責任を果たそう

column

電話を静かに切るには

　用事が済んで電話を切る場面です。「ガチャン」という音を相手に聞かせないためにはどうしたらよいでしょう。ポイントは、「１，２，３」の３秒です。
❶ 終わりの挨拶をします。
❷ 静かに受話器を耳から離し、電話機のフックの上２～３センチに止めます。そこで「１，２，３」とゆっくり数えます。
❸ 相手が切ったことを察知して、静かに受話器を持つ手を下げて、受話器でフックを押します。

　当たり前のようですが、この「１，２，３」のタイミングを数える人は、意外に少ないものです。こちらからかけた電話だから、こちらが先に切るのがマナーだ、などと油断して無造作に受話器を置かないでください。

　相手方はまだ受話器を持っているかもしれません。「あっ、そういえば……」などと、会話が続くかもしれません。いずれにしても、相手方から「ガチャン」と切られると、せっかくのていねいな電話応対も台無し、興ざめですね。

電話をかけるときのマナー
電話は余裕を持ってかけよう

事前に気持ちを整理してかける

　電話は、受ける立場では受動的行為ですが、かける立場では、用件があってタイミングを選んでいる能動的行為です。かける側には余裕があるわけです。
　しかし、その余裕からか、一方的でずうずうしい印象を与えることがあるものです。受けたほうに"今は忙しい""こちらにも事情がある"などといった感情を持たれることがあれば、それは好ましいことではありません。次のステップで考え、よいコミュニケーションになるように努力したいものです。

電話をかけるときの手順

　電話をかける手順は、以下のとおりです。

> ①話すべき内容を整理してからかける　→　伝え忘れがないように、話す際にもメモを活用する（p.225 参照）
>
> ②相手の状況を想像してかける　→　相手が出やすいタイミングを計る（p.225 参照）
>
> ③名前を名乗り、挨拶する　→　受けるときと同様に、かける際にも明るく、元気に（p.225 参照）
>
> ④用件をはっきりとていねいに告げる　→　用件のアウトラインから始める（p.226 参照）
>
> ⑤用件のポイントは繰り返すなどして確認する　→　最後にもう一度復唱して再確認、ポイントをメモする（p.226 参照）
>
> ⑥挨拶し、ていねいに電話を切る　→　最後の印象を大切に（p.227 参照）

話すべき内容を整理してからかける

　電話をかける場合の多くは、こちらに伝えるべき用件があるものです。電話をかけられた相手が必要事項を聞き漏らすことも格好の悪いことですが、かけたほうが伝え忘れたのでは仕事への熱意や能力までも疑われかねません。伝え忘れがないように、**かける際にもメモを活用する**ことは必要です。

　簡単なメモで構いませんから、伝えるべき内容を箇条書きにして整理し、それを見ながら話し、相手とのやりとりをその行間にメモを取るようにします。

　電話をかけたら留守番電話になっていて、急にどきどきしてしまい、言いたいことが言えなかった、といった経験がありませんか。ある意味では仕方のないことですが、メモの準備でその多くは防ぐことができます。

相手の状況を想像してかける

　電話をかけるときは、相手の事情を考慮する必要があるでしょう。

　個人の電話なら、一般の家庭には非常の場合を除いて、夕食時を避けるとか、夜10時以降は遠慮するとか、**相手の生活を思いやった配慮が必要**です。

　仕事の電話であれば、基本的に相手の勤務時間内ならば、いつかけてもよいわけですが、そこは相手が出やすいタイミング、ゆっくり話せるタイミングを計る少しの心配りが必要です。このことは、仕事上のお付き合いが続いてくると、経験的に判断がつくこともあります。月曜日の午前は会議をしているな、この時間は申し送りのミーティングだな、といった具合です。

名前を名乗り、挨拶する

　電話をかけて相手方が出たら、受けるときと同様に、明るく元気に挨拶をします。

　一般的には、相手方が「はい、○○です」と名乗りますので、それで正しく伝わったことが確認できます。こちらの会話としては、名乗り、挨拶することから始めます。

〈用語例〉相手が名乗った場合（相手が確認できてから）
「私、○○の○○と申します。いつも大変お世話になっております」

「こんにちは。私、○○の○○と申します」
「おはようございます。○○の○○です。先日はありがとうございました」
〈用語例〉相手が名乗らない場合
「私、○○の○○と申します。失礼ですが、○○様でしょうか」

用件をはっきりとていねいに告げる

　前項の挨拶に続けて、用件を告げます。そのとき、**用件のアウトラインから端的に始める**とよいでしょう。かけられた相手側は、単に「○○さんをお願いします」と言われるよりも、用件がわかることで落ち着いて話を聞くことができます。担当者が不在等の場合でも、その後の判断がしやすくなるでしょう。
〈用語例〉用件の予告をする
「本日は、○○のことでお電話いたしました。担当の○○さんはいらっしゃいますか」
「お忙しいところを、申し訳ございません。○○について教えていただきたいのです。恐れ入りますが、ご担当の方はいらっしゃいますか」

用件のポイントは繰り返すなどして確認する

　用件を告げる、報告、連絡、相談、説明するといったコミュニケーションのマナー、注意点は、本書の他章でも総合的に学んでいただきたいことです。ここでは、電話での会話について注意点をあげてみます。
１）大きな声で、ハキハキと
　電話は、機械を通して音声を伝える道具です。しかも、相手の顔が見えません。そのことだけでも言い違い、聞き違いの原因になりやすいものです。そこに、小さな声でボソボソ話したのでは、さらに間違いや内容が伝わりにくいといったトラブルの原因になることは明白です。**大きめの声で、ハキハキと発音する**ようにしましょう。
２）言葉の語尾をはっきりと
　話し言葉のコミュニケーションは、語尾をしっかり発音することで、意味がはっきりするものです。特に電話では、「です」「でした」「ます」「ました」といった**語尾をはっきり発音する**ことを心がけましょう。
　例えば、「わかりました」という言葉も、語尾を力強く発音すれば、本当に

わかってくれたなと、力強いニュアンスや信頼感が伝わります。語尾が弱々しいとか「わかりましたけど」などと助詞がつくと、本当にわかったのかな、本当は嫌なのかな、といった不信感を感じさせます。

3）ポイントをメモする

先に述べたとおり、聞く際にも話す際にも、**メモを取りながら話を進める**と、会話のペースが遅くなります。結果として内容の整理ができ、間違いが少なくなります（p.225 参照）。

4）最後にもう一度復唱して再確認する

何度も述べますが、電話での会話は、言い違い、聞き違い、勘違いが起こりやすいものです。話を聞いたほうもメモを取り、復唱して相手方に確認を求めるとともに、話したほうも複数回確認をして言い違い、聞き違い、勘違いをなくしていくことが大切です。

場合によっては、「恐れ入りますが、念のためにもう一度復唱していただけますか」などと、話した側から**復唱を求める**ことも必要でしょう。

挨拶し、ていねいに電話を切る

電話は最後の印象が特に大切です。かけたほうから先に切るのが原則ですが、先に切る場合でも余韻を大切にすべきです。

「では、失礼します」などの最後の挨拶言葉の後、3秒程度のタイミングを挟んでから静かに切るようにします。特に、受話器を置くタイプの固定電話では、急いで置くと、ガチャンといった物理的な雑音が入ってしまいます。これは、相手方の耳元で響くことになり、不快な感情を与えることは間違いありません。会話が終わったからといって気を抜かずに注意をすることが必要です。

〈用語例〉最後のあいさつ
「本日は、お電話をいただき、ありがとうございました」
「では、□□について、私、○○が確かに承りました」
「では、失礼いたします」

> **ポイント**
> 話したい内容を整理してからかける
> 伝えたいことが正しく伝わったか何度でも確認しよう

携帯電話のマナー
手軽さ（気軽さ）ゆえに注意しよう

携帯電話のマナーにまつわる欠点

　携帯電話は、今や特別なものではありません。しかも、自分だけの番号が割り当てられていて、自分専用の機器で通話するわけですから、ある意味で安心です。間違い電話でもない限り、他人宛に電話がかかることはありませんし、いつでも手元に持っていられます。いつでも、どこでも、気軽にかけることができるのが携帯電話なのです。しかし、だからこその落とし穴もありそうです。

　例えば、いつでも落ち着いて通話できるとは限らないということです。いつどこで着信があるかはわかりません。かけるときにも、手軽であるがゆえに、つい歩きながら発信してしまうなどということもあります。実際に気軽にかけてしまい、意識がついていかずに、会話が散漫になったりすることがあります。**手軽で気軽であるだけに、マナーが疎かになる傾向がある**ということです。

携帯ならではの心配り

　手軽にかけられる反面、電話を受ける相手の落ち着かない状況に気づかず、結果として負担をかけることもあります。相手方の状況に気が回らなくなるのでは、落ち着いた確実なコミュニケーションを取るための心配りとして失格です。固定電話でも同じことではあるのですが、携帯電話の場合はなおのこと、かけたときの「今、よろしいですか？」の一言を忘れてはなりません。

　また、固定電話と異なりどこでも通話できるので、街中や公共の場所、許される範囲であれば院内のロビーや廊下で通話することも、当たり前に行われていますが、街中で仕事の話など大切な話をすると、その会話を誰が聞いているかわかりません。携帯電話のマナーの悪さが、社会人としてのひんしゅくを買い、組織のイメージを落とすことも考えられます。仕事のことは、院外では話さないというのは常識的な注意点ですが、院内でも、**携帯電話での会話は誰か**

に聞かれているということに注意します。
　以上、注意点はそれとして考えなければなりませんが、携帯電話は便利さという面では圧倒的に有利です。念のために、とりあえず連絡する、といった場合や急を要する場合には大いに利用するべきです。

携帯電話のマナーを守ろう

1）マナーモードが標準
　どのような着信音にしようと個人の自由ですが、着信音が公共の場で鳴ったり、仕事の場で鳴ったりすることはあまりよいこととはいえないでしょう。電話の着信は自分がわかればよいのであって、他人の気を引く必要はありません。プライベートな場所でもない限り、**マナーモードにしておくことが標準**と考えましょう。

2）会議
　会議や打ち合わせなどの際に、それぞれの電話の着信音が鳴り響くのでは、会議に集中できません。マナーモードにすることはもちろんですが、万が一にも奇抜な"着メロ""着うた"に注意しましょう。周囲の人の注意力をそぐことになります。

3）電話に出るか、出ないか
　会議の場や接客中、またほかの仕事をしているような場面に携帯電話の着信があったら、その場ですぐに電話に出るほうがよいのでしょうか。それは、その場の判断、ケースバイケースです。着信表示で誰からの着信かを確認し、類推して、出たほうがよいと判断されれば出たほうがよいでしょう。その場合、同席している人には「失礼します」の一言が必要です。すぐに出る必要がないと思われたら、後でかけなおしたり、留守電機能を使ってメッセージを残してもらいましょう。

4）通話を続けるか
　同席者がいるのに電話に出た場合は、それが緊急の要件、重要な用件であればそのまま話を続けることになるでしょう。しかし、そのまま話をするのか、用件は後にするのかは常識的に判断しましょう。少なくとも電話に出ることで、同席者との時間を中断していることになるわけですから、緊急、重要ではない限り、電話をかけてきた相手には「後でこちらから……」などと断って電話を切りましょう。

5）飲食店では

　飲食店で食事中に電話がかかってきたら、先の項と同じように電話に出るのか出ないのかの判断をします。出るのであれば、同席者に一言断ってから席を立ちます。

　飲食店の場合、ほかのお客さまもいることが多いものですし、席で通話をするとほかのお客さまの迷惑にもなり、店の雰囲気を壊すことにもなります。**レジカウンターのそばに移動するか、店の外で話すようにしましょう。**

6）医療機器への配慮

　医療の現場に携わる関係者にとって、このことは基本的なことでしょう。医療機関の施設内で使用できる携帯電話やＰＨＳは、それぞれ医療機器に影響を与えないことを確認している機種のみです。影響が確認できていない一般の携帯電話の電源は切りましょう。

　また、携帯電話は心臓ペースメーカーに影響を与える可能性が指摘されています。そういう意味でも、医療現場では注意が必要です。

7）交通機関では

　ほとんどの公共交通機関では、「車内での携帯電話の通話はご遠慮ください」と、呼びかけています。マナーとはいえ、原則的には通話は禁止と考えましょう。一般社団法人日本民営鉄道協会では、特に優先席付近（周囲約１メートル以内）では電源を切るように求めています。先述した心臓ペースメーカーのことにも配慮し、マナーを守りましょう。

> **ポイント**
> 携帯電話ならではのマナーを知る
> 着信音はマナーモードが標準と考えよう

column

たった一人の応対が……

　朝9時前、Sさんは検査のために、某大学病院に行きました。玄関を入ると、ホテルかと見まがうような広々としたロビーにゆったりとしたソファ、グランドピアノが置いてあり、ゴージャスな雰囲気です。総合受付カウンターにはブラインドが下がっています。

　9時ちょうど、一斉にブラインドが上がると、カウンターの向こうにずらりと並んだ事務スタッフが「患者様、大変お待たせいたしました。ただ今より総合受付を始めさせていただきます。よろしくお願いいたします」のアナウンス後、全員が深々と頭を下げました。まるでデパートの開店セレモニーのようです。

　「ずいぶん感じのよい病院ね」と感心していたSさんですが、その後の検査受付で信じられない応対をされたといいます。まず、窓口に人がいないのです。実際は部屋の中に2人いるのに出てこないのです。

　Sさんは仕方なく「お願いしまーす」と声をかけました。面倒くさそうな表情で出てきた女性は、Sさんの手にある検査書類を一瞥し、指さして箱を示すと「そこに入れておいてください」と言い放つと、そのまま奥へ行ってしまったといいます。

　この応対以降、検査技師との会話、ナースとの会話、会計等事務のカウンターでも、（実際は普通の対応だったのですが、出足でつまずいたために）笑顔がなく胡散臭そうな対応をされたと感じたSさんは、唖然とし、次に怒りが湧いてきました。

　朝9時の、セレモニーじみた物々しい接遇は何だったのでしょう。あれは結局、決められた定型動作、まさにセレモニーでしかなかったと感じたSさんは、検査の結果がどうあっても、この病院では治療したくないと思ったのでした。

電話での会話の注意点
電話で済ませてよいこと・まずいこと

見えないときこそ本音が出る

　電話はいつでも手軽にかけられる、便利なコミュニケーションツールです。ですから、つい意識が甘くなり、確認不足などの言い違い、聞き違いが起こりがちなのです。先に述べたように相互確認を欠かさないようにしましょう。
　また、電話というツールそのものに対するイメージにも注意をする必要があります。

1）まずは電話
　さまざまなコミュニケーションの場面では、"とりあえず" "まずは" といったコミュニケーションがあります。そのようなときには電話を活用しましょう。会って話す、書類を作成して連絡することが正式な方法であっても、すぐにアクションを起こせる意味で、電話は効果的なものです。

〈用語例〉本来の連絡とは別に電話する場合
「この度は、ありがとうございました。まずは、お礼をと思って電話しました」
「気になりましたので、失礼とは思いましたが、まずはお電話いたしました」
「現在、調査していますが、とりあえず現時点でわかったことをご連絡します」

2）電話で済ませない
　電話は手軽であるので、"とりあえず" の連絡には極めて有効です。しかしながら、軽いイメージを持たれることも事実です。**"とりあえず" "まずは" と連絡したら、その後には "正式に" "本来的な方法で"** という概念でもコミュニケーションを行使しましょう。
　特に目上の人への連絡、お礼やお詫び、クレーム対応などの場合、電話だけでのコミュニケーションでは、"それで済ませる気か！" といった、悪感情を呼びがちです。
　デリケートな案件でのコミュニケーションでは、相手方は「電話の1本くらいかけてもよいだろう」と、早めの情報伝達を期待している一方で「電話だけ

で済ませるとは失礼だ」と、よりていねいなコミュニケーションも期待しているものなのです。確実、ていねいなコミュニケーションのために、電話にプラスして手紙、面会、事務的にはメール、ファクスなどの伝達手段（メディア）を複合しましょう。

3）留守電の時には伝言を

相手先に電話をしたら、留守番電話だった。とっさに何を話してよいかわからず、あわてて切ってしまった、という経験をお持ちの方も多いと思います。相手が不在であれば、それは仕方のないことですが、何も話せずあわてて切ったのでは、一人前の社会人としては失格ですね。

かけたほうには、少なくとも伝えたい用件があったはずです。**とっさの場合でも趣旨を話せるよう、かける前にメモ等でまとめておくことから訓練しましょう。**

<用語例> 留守番電話に伝言を残す場合

「○○さんのお電話ですか。私、○○の○○と申します。いつも、大変お世話になっております」（ここまでは共通）

「本日は○○の件でお電話しました。また、○○時ごろご連絡いたします」

「○○の件で、急いでお伝えしたいことがあります。お帰りになりましたら、○○○○-○○○○までご連絡ください。よろしくお願いいたします」

「○○の件で、2つご連絡します。1つ目は……、2つ目は……です。ご不明なことがございましたら、私、○○までお願いします。電話番号は○○○○-○○○○です。よろしくお願いいたします」

ポイント
何でも電話で済ませようとすると失礼になることがある
用件の質、重要性を考えて電話を活用しよう

メールのマナー
メリット・デメリットを知る

電子メールのメリット、デメリット

　仕事でも個人でも、パソコンを使うことが一般的になってきました。また、携帯電話やスマートフォンも、機器の普及、小型化・高性能化で手軽に利用することができるようになってきました。都合のよいときに発信でき、届いたメールはいつでも読むことができます。手紙やファクスなどに比べて機密性もあり、保存もできるので便利です。

　一方、便利さゆえの欠点、注意点もあります。ここで、欠点、注意点について考えてみましょう。

　第1は、なんといってもメールは**事務的な印象がある**ことです。第2に、こちらから受信の**アクションを起こさないと受け取れない**こと。第3に、人によっては環境的に、物理的に読みにくいこともあるでしょう。普段からメールを**使い慣れていない人にとってはかえって不便**なものだということです。

メールで送るべきこと

　以上のように、メールは便利な反面、事務的かつ人によっては読みづらい面があります。したがって、メールを仕事で使用する場合、極力事務的な内容にとどめましょう。**日程や時間の調整、連絡事項、イエスかノーかなど直接的な答えが期待できる質問、その回答、その記録があると便利な場合**に有効です。

　特に、同時送信機能（CC、BCC機能）は、同時に複数の人に同じ内容を伝えることができるので、大切な連絡には積極的に使うべきでしょう。誰に言い忘れた、誰に先に言ったなどといったミスや感情論を排除できます。

　また、仕事以外でメールを送るときには、相手との関係を考えましょう。親しい間柄であれば、通知を複数に送れるメリットもありますし、平易な内容、平易なお礼、平易なお見舞いであれば、メールを送ること自体が、人間関係を

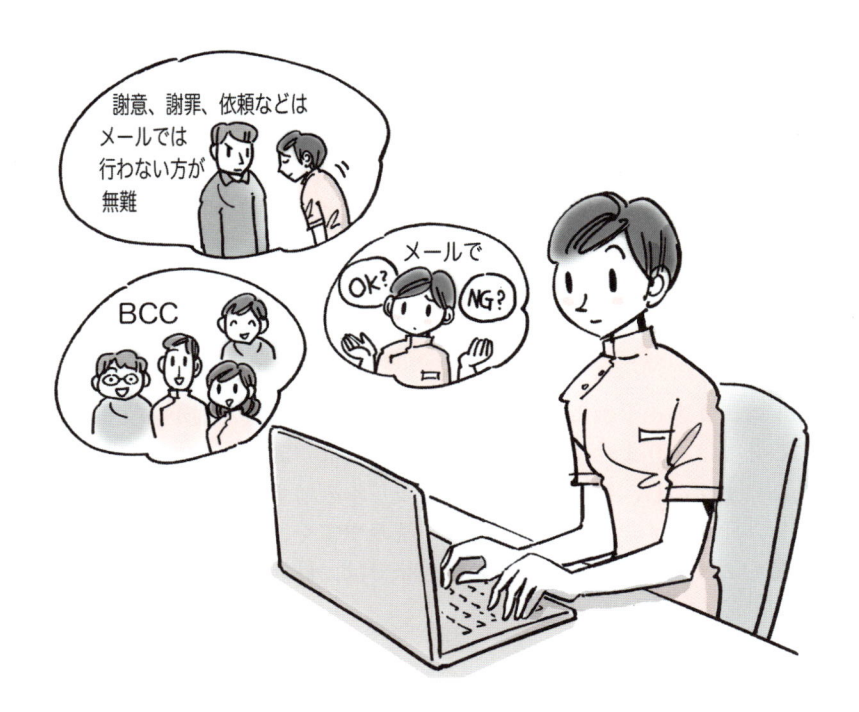

親密化することになるでしょう。

メールで送ってはいけないこと

　メールは、声も表情も伝わりません。したがって、感情的なことを伝えると、"メールで済ませる気か"といった違和感を生じることもあります。
　感謝やお詫びの気持ち、正式な謝罪、依頼、弔意等は、メールで行わないことが大切です。基本的には電話や手紙、もちろん会って話すことが最良の方法でしょう。また、目上の方へのメールは仕事の場合と同等かそれ以上の配慮が必要です。

> **ポイント**
> メールは相手の環境に配慮して活用する
> 内容によっては失礼になることもあるので注意しよう

メールの書き方
フォーマットの活用

メールのフォーマット（書き方）

　メールは、文書や手紙より気軽に使えるので、それほど細かい文書の形式を意識する必要はありません。親しい友人であれば、おしゃべり風に書いても失礼にはなりませんし、むしろそのほうが親しみを増すことにもなるでしょう。

　しかし、仕事でメールを送る場合は、**読みやすく、わかりやすいように、工夫して書く**ことも必要です。そういう意味では、最低限のメールのフォーマットを学んでおくことは大切です。

　メールのフォーマットは、図のようになっています。これを参考にすれば、体裁の整ったものになるはずです。

1）件名

　件名は、メール作成画面の上にヘッダーが表示されますので、相手方のメールアドレス欄にアドレスを入れ、件名欄に文字を入れればよいのです。

　受信側は上部に件名が表示されるので、受信した人がどのような内容かわかるよう「〇〇について（ご報告）」「〇〇の件（ご相談）」などと用件の表題を書き入れます。

　「〇〇です」などと、自分の名前だけを書く人がいますが、相手と相当に親しい場合を除き、用件がわかるような表題を書いてから（〇〇より）などと名前を書くとよいでしょう。

2）本文

　本文は、基本的には手紙と同じです。宛名、用件、挨拶の順に三部構成を意識します。

3）宛名

　宛名はヘッダーにも書いてありますが、もう一度正確に、社名、部署名、肩書、氏名を書き入れます。

図　メールのフォーマット

```
ヘッダー
  差出人：山田優子 <abcd@efghi.or.jp>
  宛先：佐藤一郎 <jklm@nopqr.co.jp>
  送信日時：××××年×月×日
  件名：○○○○のお知らせ
```

```
本文
  佐藤一郎様

  いつもお世話になっております。○○病院の山田です。

  □□□□□□□□□□□□□□□□□□□□□□□□□□□□□□
  □□□□□□□□□□□□□□□□□□□□□□□□□□□□□□

  □□□□□□□□□□□□□□□□□□□□□□□□□□□□□□
  □□□□□□□□□□□□□□□□□□□□□□□□□□□□□□
  □□□□□□□□□□□□□□□□□□□□□□□□□□□□□□

  以上、よろしくお願いいたします。
```

```
署名
  山田優子
  ○○病院　　○○科
  E-mail：abcd@efghi.or.jp
  URL：http://www.abcxxx.or.jp
  tel：○○-○○○○-○○○○　　fax：○○-○○○○-○○○○
```

※あいさつ文は簡潔に表す
※段落は1行空けてすっきりさせる

4）挨拶

　手紙と違って「拝啓」などの頭語や「時下ますますご清栄のことと……」などといった時候の挨拶、儀礼的な挨拶文は不要と考えて、最小限にとどめます。相手との関係が、儀礼的な挨拶言葉を書かなければならない、また相当の用件であるならば、それはメールで送るにはふさわしくないと考えるべきです。

　本文の始めの挨拶は「いつもお世話になっております。○○の○○です」くらいでよいでしょう。

　本文の終わりの挨拶も、内容に合わせて「以上、○○日までにご連絡ください」「以上、よろしくお願いいたします」くらいの文言でよいでしょう。

5）用件

　できるだけ20～30字程度以内の短文、単文で構成し、句点「。」で文章を閉じたら行を変えるようにします。長めの文章の場合は、適当な読点「、」で

フォーマットの活用

行を変えるとよいでしょう。

　また、内容が変わるごとに1行、行間を空けると読みやすくなります。

　連絡事項などは「以下、ご連絡します」などとし、5W2Hを参考にして「記」としてまとめるとよいでしょう。

6）署名

　本文の最後に、署名を入れておきます。これは手紙の自筆の署名とは異なり、組織名、個人名、今後の連絡先を明らかにするという意味です。住所などを書いても構いませんが、むしろメールアドレスや電話番号など、現実的な連絡手段のほうが実質的でしょう。

メールの返信

　メールは送信も手軽にできますが、返信も手軽にできます。基本的に、**返信はできるだけ早く行いましょう**。そのことが、メールの特徴を活かしたコミュニケーションとなるわけです。

1）返信メールの件名

　返信メールの件名は、自動的に「Re：」が付きますので、基本的にそのままにするのがよいでしょう。送った側も、自分が送ったメールへの返信であることがわかるので、認識しやすいでしょう。

　1つのメールの返信が、お互いに何回も繰り返される場合は、「Re：」のところに数字を入れ「Re2：」などとすると親切です。

2）元の文を引用する

　返信する内容が元のメールへの回答であったり、元のメールへのコメントだったりするときは、必要な箇所をコピーして貼り付け、引用するとわかりやすいものです。

　その場合、返信メールの元の文章には通常「＞」の記号が付いています。これをそのままコピーし、引用箇所と新しいコメントを分けておきましょう。

3）転送

　受信したメールを第三者に転送するときは、必要な場合に限り、信頼できる相手にのみ行うようにします。また、転送するメールは、そのまま送ることが原則です。

　メールは簡便な手段ですが、基本的に個人から個人への情報発信であり、発信人の承諾なしに第三者に内容を送ることには慎重になるべきです。

> **ポイント**
> メールの基本フォーマットを活用する
> メールの文章は短く簡潔に表現しよう

column

ミスの原因はどこにある？

　新人ナースのAさんは、夜勤でミスをしました。

　この日は、同僚ナースBさんの担当の患者さんの点滴輸液に、別の薬剤を入れることになっていました。Aさんは、同僚ナースを手伝うつもりで薬剤をセットして用意することにしました。しかし、そのとき、ついいつもの輸液を用意してしまいました。その作業後、そのことは注射箋やボトルなどに記録として残しませんでした。

　輸液のボトルを置いた位置が変わっていたことから、先輩ナースが気づき、Bさんに確認したので、Aさんのミスは大事に至らずに済みました。

　担当以外のナースが行った行為については、注射箋やボトルなどに記録を残すことが手順として決められています。薬剤を間違えることは、漫然といつもの作業をしてしまった気の緩みです。また、注射箋やボトルへの記入漏れは、基本的な手順を怠ったことが原因でした。

　気の緩みは誰にでもあり得ることです。「○○入れておいたわよ」などと声をかけ、小さなことでも「記録する」「手順を徹底する」ことで防ぎましょう。

手紙の書き方
文書の基本構成を知る

手紙のマナーを身につける

　メールなどの普及により、手紙を書く機会が減ってきました。しかし、礼状を書くことが人生には時としてあります。いざというときに「書けません」では社会人失格です。また、私的な手紙を書く機会は減ったとしても、連絡事項を書く、レポートを書くといったことは仕事として現実にあるわけですから、その基本を知っておく必要があるのです。

手紙の基本構成

　手紙を書くときの基本構成は、次のように考えましょう。以下にポイントを述べますので、図「手紙の基本構成」を参照しながら読み進めてください。

1）前文
　いわゆる手紙の書き出しです。
　まず、頭語を書きます。謹んでご連絡しますという意味で「拝啓」「謹啓」などを使います。
　次に、時候の挨拶です。季節によって、慣用句がありますからそれを覚えて使うこともよいのですが、「寒い日が続いています」「春らしくなりました」などと素直に気持ちを書けばよいでしょう（表「時候の挨拶文例」参照）。
　そして、安否の挨拶を書きます。「いかがお過ごしですか」「お変わりはありませんか」などと先方の安否を尋ね、「こちらは元気にしております」などと、当方の安否を続けます。
　なお、書き出しに「前略」と書いた場合、これは前文を省略しますという意味ですから、時候の挨拶などは省いて主文に進みます。しかし、この書き出しは略式ですから、基本的に親しい人への手紙で使うようにします。

図　手紙の基本構成

前文
① 頭語
　拝啓
② 時候の挨拶
　暑さがきびしくなりました
③ 安否の挨拶
　ⓐ 先方の安否
　　皆様お元気でお過ごしのことと思います
　ⓑ 当方の安否・近況
　　私も元気で暮らしております

本文
① 起こし言葉
　さて、先日ご依頼いただいた件ですが、
② 主文

末文
① 結びの挨拶
　まずはご返事まで
② 結語
　敬具

あと付け
① 日付
　平成○○年○○月○○日
② 署名
　○○子
③ 宛名・敬称
　○○○○様

副文
　追伸
　念のために…

2）本文

　手紙の内容、本文です。前文から行を変えて「さて、……」などと、起こし言葉を使って書き出します。

3）末文

　内容を書き終わったら、その内容に合わせて挨拶言葉を続けます。

文書の基本構成を知る　│ 241

表　時候の挨拶文例

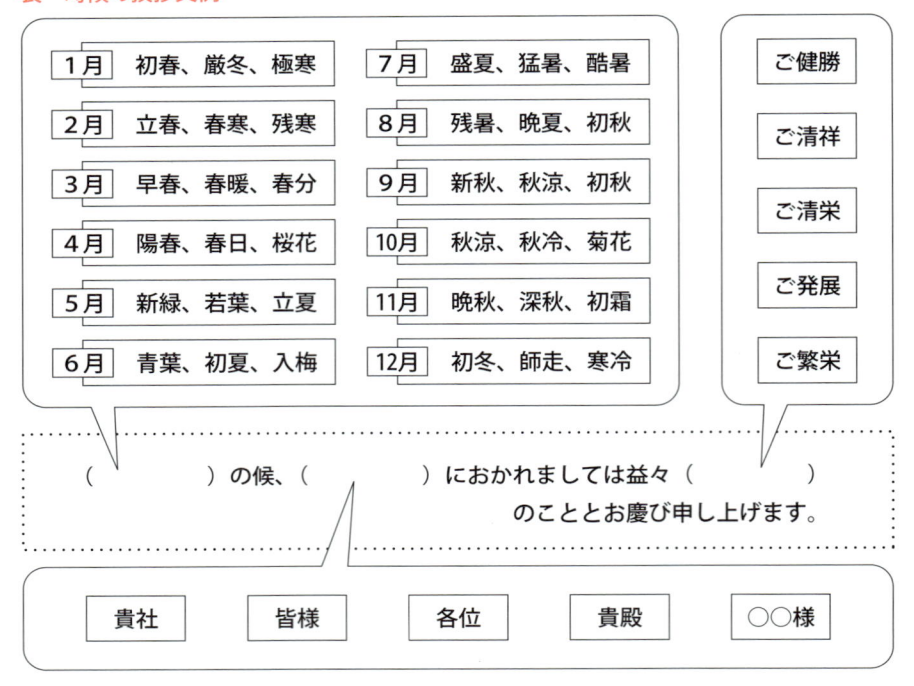

月	時候
1月	初春、厳冬、極寒
2月	立春、春寒、残寒
3月	早春、春暖、春分
4月	陽春、春日、桜花
5月	新緑、若葉、立夏
6月	青葉、初夏、入梅
7月	盛夏、猛暑、酷暑
8月	残暑、晩夏、初秋
9月	新秋、秋涼、初秋
10月	秋涼、秋冷、菊花
11月	晩秋、深秋、初霜
12月	初冬、師走、寒冷

相手の状態：ご健勝、ご清祥、ご清栄、ご発展、ご繁栄

（　　　　）の候、（　　　　）におかれましては益々（　　　　）のこととお慶び申し上げます。

宛先：貴社、皆様、各位、貴殿、○○様

　例えば「この度は、ありがとうございました。心より御礼申し上げます」などのお礼、「以上のこと、くれぐれもよろしくお願いいたします」などのお願い言葉を書いて、挨拶に代えます。
　最後に行を変え、「敬具」などと記入します。

4）あと付け
　最後にあと付けです。一般的には日付、署名、宛名を、行を変えてバランスよく続けます。

5）副文（追伸）
　追伸として、念のための連絡事項を書いておきます。

文書の基本構成

　仕事で作成する文書、報告書、レポートなどについては、私的な手紙とはスタイルが若干違います。こちらも社会人の基本知識として覚えておきましょう。

図　文書の基本構成

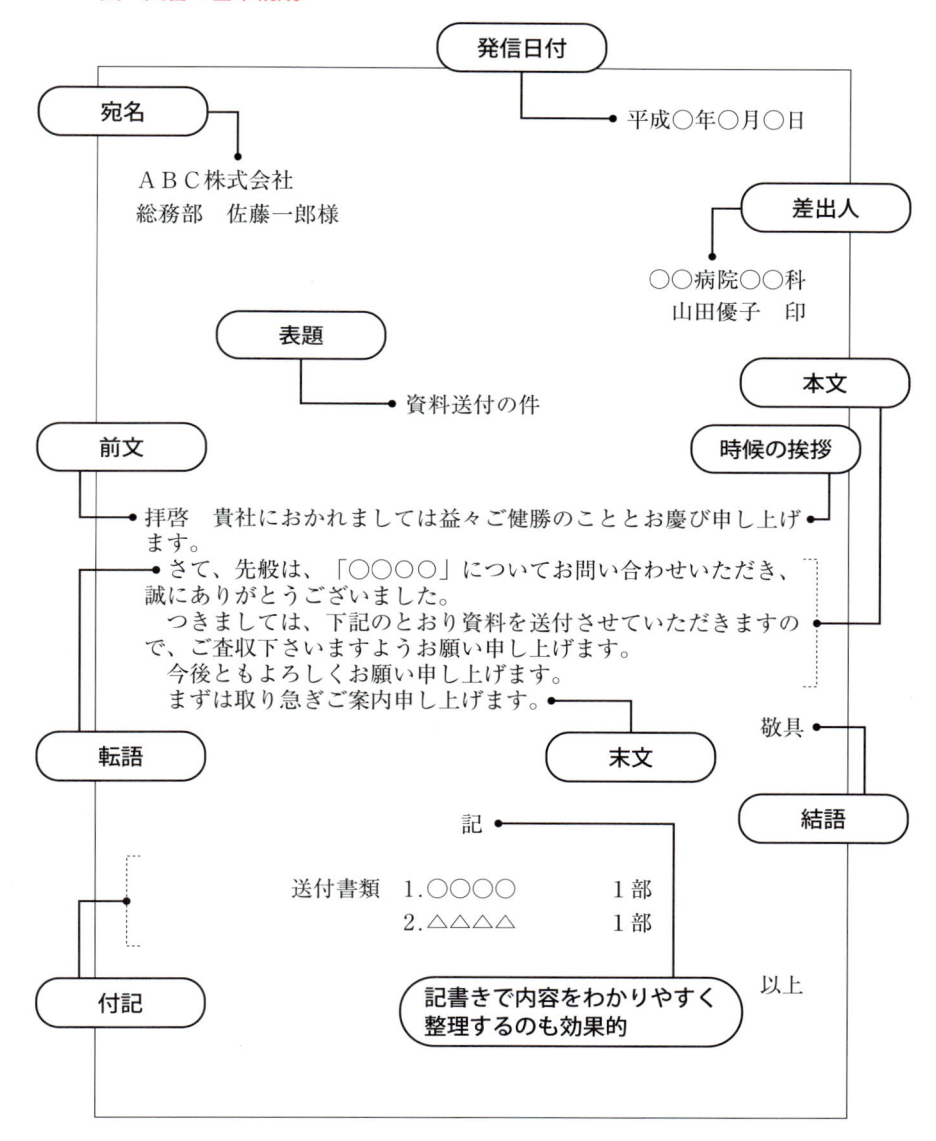

発信日付
平成○年○月○日

宛名
ＡＢＣ株式会社
総務部　佐藤一郎様

差出人
○○病院○○科
山田優子　印

表題
資料送付の件

本文

前文
時候の挨拶
拝啓　貴社におかれましては益々ご健勝のこととお慶び申し上げます。
　さて、先般は、「○○○○」についてお問い合わせいただき、誠にありがとうございました。
　つきましては、下記のとおり資料を送付させていただきますので、ご査収下さいますようお願い申し上げます。
　今後ともよろしくお願い申し上げます。
　まずは取り急ぎご案内申し上げます。

末文

敬具

結語

転語

記

送付書類　1.○○○○　　　　1部
　　　　　2.△△△△　　　　1部

以上

付記

記書きで内容をわかりやすく整理するのも効果的

1）前付け

　発信日付、必要により文書番号、受信者名（宛名）、発信者名（差出人）を、図のようにバランスよく配置します。

文書の基本構成を知る　｜243

2）表題
　文書の趣旨を表題的に書きます。「○○について（ご依頼）」「○○について（ご連絡）」などと、内容と目的を分けて書くと親切です。

3）前文
　手紙と同じように、頭語、時候の挨拶等を書きますが、業務上の文書は事務的な意味合いが強いので、手紙よりは多少簡略化した文章でもよいでしょう。

4）本文
　起こし言葉を使って書き始めます。内容をわかりやすくするため、文章はできるだけ簡略化、単文化、短文化します。

5）付記
　手紙でいうところの副文（追伸）です。内容に5W2Hの要素があれば、「記」としてまとめましょう。また、念のための連絡事項やその文書に添付してある書類等を一覧にしておきます。

> **ポイント**
> 手紙は基本構成に従ってまとめる
> 心を込めてていねいに書こう

column

逆質問「～と、おっしゃいますと？」

　ある研修会での出来事です。接遇の基本的な内容を解説し、挨拶やお礼の仕方を実習していると、ある男性が「こんな研修、何の役に立つんだ！」という大きな声を発しました。

　講師である筆者は、あわてずに「と、おっしゃいますと、どのような点が役に立たないと思われますか」と穏やかに質問しました。

「自分の仕事は、さっきからやっていることなんかと関係ないんだ」と男性。そこで「と、おっしゃいますと、どのようなお仕事をなさっていらっしゃるのですか」と聞くと、この方は福祉関係の仕事をしていて、現実はこの研修のような接遇の基本通りにはいかないとのお話です。確かに、日常業務のなかには基本通りにいかないことは数多くあります。しかし、基本の形となぜそうするのかという理由さえわかっていれば、応用が利くのです。

　相手の反論には逆に質問して、相手の真意がわかればそのことに誠実に答えました。そこで、今日の研修は指導的立場の方々に対しての「後輩指導のための接遇研修」なので、忙しいとは思うが受講していただきたい、とお願いすると「そういうことなら」と納得してくれました。

　こうしたことは普段の生活でもあり得ることです。大声を出されたことにこだわらず、相手の真意を質問して聞き出すことが大切ですね。

手紙にまつわるマナー
文字の間違いは恥ずかしいこと

はがきか封書か

　先にも述べましたが、コミュニケーションの方法には、会って話す、電話をする、手紙やはがきを出す、メールを送るなど、さまざまな方法があります。どのような手段を使って連絡するかは、そのときの自分の立場、相手との人間関係、伝えたい用件によっても変わってきます。ここでは、はがきか封書かを考えましょう。

　はがきは内容が表に出るものです。封書は開けなければ内容がわかりません。ですから、簡単な内容、秘密を必要としない内容ははがきで、他人に知られないほうがよい内容は、封書で送ることが原則です。簡単な内容を封書で送れば、それはある意味でていねいですが、反対に**大切な用件**を**はがきで送ってしまっては常識を疑われる**ことにもなりますので、注意が必要です。

　マナーは自分を表現し、活かし、磨くものです。例えば、絵手紙を趣味にする人は自分の趣味を活かす意味で、それを送るのは素晴らしいことです。また、旅先から見聞きしたり感じたりしたことを伝えるために絵はがきなどを送ることも、人との人間関係を深めるコミュニケーションセンスを感じるものですね。

文字を間違えないこと

　最近では、パソコンのワープロ機能や携帯電話のメール機能を使うことが多くなり、とっさに漢字が思い出せないことがあるものです。手紙の文字が間違っていることは、それが悪気がなかったとしても、決して好ましいことではありません。手紙を書くときは、文字の間違いには大いに注意しましょう。

　間違えないように書く、**疑問や不安を感じたら辞書を引いて調べる**、これも確実なコミュニケーションのためであり、自分を高めるためのマナーでもあります。

招待状などの返信

　会合やパーティーなどへの返信用に、はがきが同封されていることがあります。これらのはがきには、そのことへの諾否を書くだけでは不足です。次の修正を加えることがマナーと心得ましょう。

　出欠はがきの書き方は、図「出欠はがきの記入例」を参照してください。

1）受取人の「行」を訂正

　受取人に「行」が記載されていたら、二重線で消しましょう。受け取り先が組織名であれば「御中」、個人名であれば「様」と訂正します。

2）「ご」「お」「芳」名は消す

　出欠のはがきに、「ご出席」「ご欠席」「ご住所」「ご芳名」などと書かれていることがあります。この場合の「ご」「お」「芳」は消しましょう。

3）一筆添える

　出席するにしても欠席するにしても、その意向だけを○で囲んだり二重線で消したりするだけでは、気持ちが感じられません。

　出席するのであれば、「喜んで出席いたします」「当日、お会いできることを楽しみにしております」などと、欠席するのなら「残念ですが」「当日は都合により」「皆様によろしくお伝えください」などと、余白に書き入れましょう。

図　出欠はがきの記入例

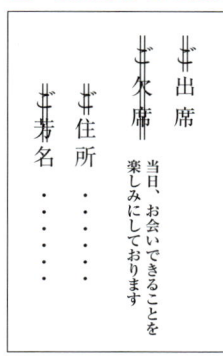

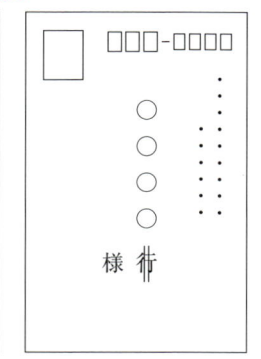

ポイント
文字の間違いに注意。不安を感じたら辞書を引く
招待状の返信マナーに注意しよう

12 祝儀、不祝儀のマナー
用途に応じて使い分ける

水引のマナー

　社会人として、かしこまった式典、婚儀、葬儀にかかわることは少なくありません。特に、お金を贈る場合には、水引（飾り紐）のついたのし袋を使うことが多いものです。のし袋や水引のマナーは儀礼的なものですが、社会常識的な要素も大きいものです。失礼のないように気をつけましょう。

　最近は、創作的なのし袋、水引も多く出回っているようですが、装飾が多いものは、親しい間柄の人への慶び事に使うものと考えましょう。目上の方への献金やかしこまった儀礼、弔事では、かえって失礼になることもあります。

1) 結びきり
　結びきりの水引には、同じことを二度繰り返さないように、という願いが込められています。したがって、結婚、病気のお見舞い、葬儀には「結びきり」ののし袋を使います。品物を包むときにかけるのし紙も同じです。

2) 蝶結び
　蝶結びの水引には、結びとしての親しみ、これからも変わらない親交を願う、このようなことは何度あってもよいという意味があります。したがって、一般的な慶事、出産、入学、受賞、その他の祝いごとには「蝶結び」ののし袋、のし紙を使います。

3) 袋の折り方
　のし袋は、お祝いごとの場合には下側の折りが上にくるようにします。これは、上向きをイメージしたもので、お見舞いなどでも使えます。

　反対に、折りを下向きにするのは弔事の場合です。

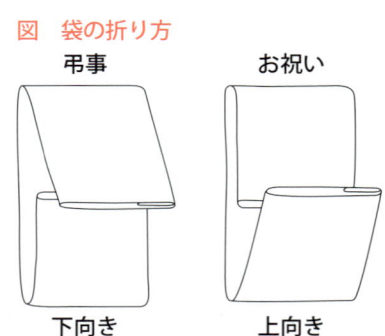

図　袋の折り方

弔事　　　　　お祝い

下向き　　　　上向き

4）表書き

のし袋やのし紙の表には、その趣旨を書いておきます。これも、社会常識的なマナーがあります。お祝い事の場合は、表書きの文言が多少間違っていても許されますが、不祝儀の場合は、少しの失礼が相手方にせつない思いをさせてしまうことにもなりかねません。注意が必要です。

特に葬儀や法事の場合、仏式、神式、キリスト教式など、また宗教、宗派によっても慣例が違うので、迷ったらその家の寺社に、贈る形式や文言、慣例を問い合わせておくと賢明です。

表　表書きの例

○結婚の場合……「寿」「御祝い」「結婚祝」
○見舞いの場合……「御見舞い」
○通夜、葬式の場合……「御霊前」「御香典」「御香料」「御供物料」
　　　　　　　　　　「御花料」（キリスト教の場合）
○法事の場合……「御仏前」「御香典」「御香料」「御供物料」
○一般的……「御礼」「御祝」
　　　　　　「粗品」「寸志」（目上の人から下の人へ）
　　　　　　「志」（下の人から目上の人へ）
○中元・歳暮……「中元御礼」「歳暮御礼」
　　　　　　　※デパートなどで印刷される「御中元」「御歳暮」は
　　　　　　　　間違い。自分で書くときは正しく書きましょう
○お返し……「内祝い」（結婚、出産）
　　　　　　「快気祝い」（退院時など）
　　　　　　「寸志」（目上の人からのお返し）
　　　　　　※入学、進級、進学のお祝いについては、一般的にお返し
　　　　　　　は不要

ポイント
のし袋を利用するときは水引きと折り方に注意
のし袋の表書きは用途を確認しよう

13

プレゼントのマナー
プレゼントにはセンスが光る

欲しい物を贈る

　ナースという仕事は、考え方、身のこなし、仕事への取組みにおいてまで、無駄のない合理性、堅実さを要求されるものです。それがナースの凛とした美しさでもあるのだと思います。言い換えれば、人としてのセンスなのかもしれません。そして、このことは私生活にも表れるものでしょう。

　プレゼントを選び、贈ることは、そんなセンスが最も光る場面かもしれません。では、人にプレゼントを贈るとき、どのようなものを選べばよいのでしょうか。反対を考えればわかりますね。それは、どのようなプレゼントをいただいたらうれしいかということです。正解は、**相手が欲しい物を贈る**ということです。

相手の欲しい物を聞く

　相手の欲しい物とは何でしょうか。それがわかればよいのですが、わからなければ、直接聞いてみることです。

　例えば、親しい友人や職場の同僚が結婚して家庭をつくる場合なら、「ご結婚に際して、○○さんと一緒に何かお贈りしたいのですが、新居に必要なものを言っていただけませんか」などと、聞いてもよいでしょう。もし、相手方が遠慮して何も言わないなら「例えば、○○はもう揃えましたか」「○○をお贈りしたいのですが、いかがですか」などと、予測して質問すると、何らかの反応を示してくれるものです。

もらっても困らない物を贈る

　それでも、よほど親しくない限りは聞けないことも多いでしょう。そうなる

と、想像するしかないわけです。

その場合は、相手が**欲しい物、もらってうれしい物の反対を考える**ことがコツです。つまり、もらっても困らない物です。贈った人は気に入っていても、いただいた側が困る、使わない、趣味に合わないということに注意するのも大切なマナー、心配りです。

1）負担にならないものにする

あまりに高価であったりすると、もらったほうに心理的に負担がかかるものです。その結果、お返しのことを考え始めると、かえって金銭的にも負担をかける結果になります。

2）趣味性の高いものに注意

もちろん好みがわかっていればよいのですが、デザイン、色、形など、そのものに人の好みや価値観が大きく影響するものは避けるべきでしょう。

3）手作りものは避ける

これも、相手との人間関係によります。しかし、よほどのことがない限り、手作り物は危険です。置物などは、捨てるには忍びないけれど、使うには抵抗があるということが多いものです。

品物を送るときは、一報を入れる

プレゼントを贈るということは、誠意を表すということと基本的には同じ意味を持ちます。そうなると、プレゼントそのものはともかくとして、本来はお目にかかってお祝いするとか、お礼を述べるとか、お詫びをするといった行動を伴うことのほうが大切です。

しかし、実際に行くことができないのなら宅配便等で送ることになるわけです。時々、何の前触れもなくいきなり品物が届くことがあります。これでは誠意を感じませんし、場合によっては失礼に当たります。プレゼントを贈る場合は、少なくとも電話や手紙を使ってお礼の言葉などを述べ、ついては**品物をお送りしたことを伝える**べきでしょう。

ポイント
親しい人へのプレゼントは相手の欲しい物を聞くのも OK
品物を送るときは事前に一報を入れよう

お返しのマナー
相手の好意を無にしてはいけない

お返しにはこだわらなくてよい

　人にお金やプレゼントをもらったら、何がなんでもお返しをするという人を時々見かけます。地域や年代にもよるのかもしれませんが、通常は半返し、祝い事は倍返し、などということをまことしやかに言う人もいるものです。

　しかし、せっかくのプレゼントに対して、すぐにお返しの品が送られてくると、かえってこちらの気持ちが萎えることはありませんか。理屈上では、1万円を贈って2万円を返されたら、いくら喜んでくれたとはいえ納得しにくいでしょう。せっかくのこちらの厚意が、消し去られたようなものですね。

　現代のマナーとしては、よほどのかしこまった典礼でない限り、**お返しにはそれほどこだわらなくてもよい**でしょう。するのであれば、いただいた金品の半額程度、その前後の価格の物でよいでしょう。

お返しは金品以外でもよい

　原則として、新入学祝い、誕生祝い、七五三祝い、中元、歳暮については、金品でのお返しは不要です。また、その他のプレゼントでも、金品以外のお返しよりもっと大切なことがあります。

　金品のお返しとは別に、**何よりも大切なことは、お礼の気持ち、感謝の気持ちを伝えること**です。まずはとにかく、電話や手紙などを使って、お礼、感謝を述べること、それに勝る手段は決してありません。

　その後、何か別の機会をつくってお会いする、先方に別の記念日等があればその機会に、より親密な人間関係をつくる努力をすることです。プレゼントのやりとりは、人間関係をよりよくしたいという願いから始まっているはずです。お返しの品を贈るより、それ相応の気持ちを伝えることを考えましょう。

お礼の品物は金額よりスマートさ

　引越しを手伝ってもらった、ＣＤを借りた、コンサートのチケットを取ってもらったなど、ちょっとした恩義をいただいたが、何もしなくては申し訳ない。かといって、仰々しいプレゼントはそぐわない。そのようなときには、ちょっとしたプレゼントをストックしておくこともスマートです。普段から探して、買い置きしておくわけです。決して高価なものである必要はありませんし、むしろ安くてもちょっといい物、ほかにはない物です。ただし、安い物でいいのですが、安物はダメですよ。

　例えば、バーゲンできれいなハンカチが手に入るなら２～３枚買っておくとか、旅先できれいなグリーティングカードなどを手に入れてストックしておき「これ、３か月前に、○○で買ったのですが……」などと言って渡すわけです。高価なものでなければ、もらうほうも負担になりません。センスが光っている応対といえないでしょうか。

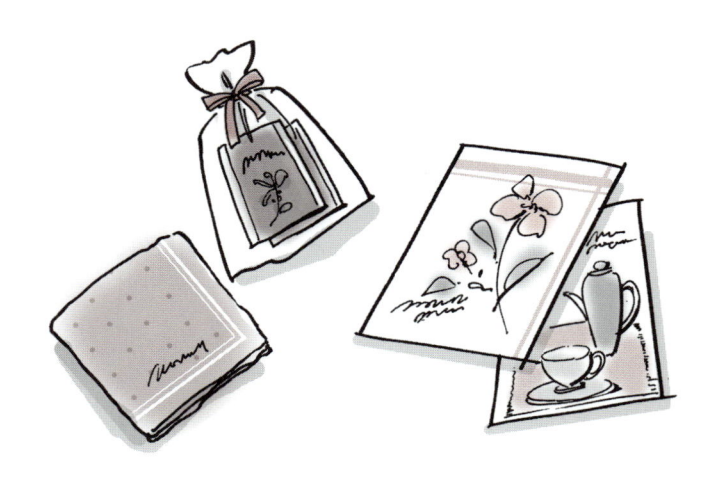

> **ポイント**
> お返しはそれほどこだわらなくてよい
> お返しをすることより、気持ちを伝えることを心がけよう

column

それがわかれば……

「どうして見逃してしまったの！」
「どうしてこんなことになったの。説明してちょうだい！」
「患者さんを呼吸困難にするところだったでしょ！」
「学校で何を教わってきたの！」

　患者さんの危険な徴候に気づかなかったナースのEさんに、先輩のHさんが事情を聞いている場面です。Eさんは返す言葉がありません。「すみません」と謝るばかりです。

　「すみません、では済まないのよ」とHさん。Hさんにしてみれば、何かと覚束ないEさんに今のうちにしっかり覚えてほしい、ナースの仕事の厳しさを体感してほしいという気持ちから、つい感情的な言葉を発してしまうのです。

　でも、Eさんは「どうして？」と聞かれても、答えることができません。「どうして気がつかなかったのか、それがわかれば苦労はないのに……」と落ち込むEさん。頭ごなしに問い詰められ、非難されていると感じて、Eさんは自信を失ってしまいました。

　これでは、Hさんの気持ちは届きにくいでしょう。ミスを指摘する瞬間は、先輩、後輩であること以上に、優劣の感情が入りやすいものです。

　相手の事情を聞きだすときには、「そのとき、具体的に何を見て、どう思ったの？」「○時ごろ、患者さんの様子はどうだったの？」などと具体的な行動や事実を尋ねましょう。すると、相手も答えやすくなりますし、それと同時にどこが悪かったのか、というふり返りにもつながるでしょう。

確認チェックリスト

以下の項目は第6章で学んだ内容です。自分はできていると思う項目にチェックを入れましょう。

- ☐ 電話の応対→ p.212
- ☐ 電話の取り次ぎ→ p.214
- ☐ 電話を取り次げないときの対応→ p.218
- ☐ 電話をかけるときのマナー→ p.224
- ☐ 携帯電話のマナー→ p.228
- ☐ メールのマナー→ p.234
- ☐ メールの書き方→ p.236
- ☐ 手紙の書き方→ p.240
- ☐ 祝儀、不祝儀のマナー→ p.248
- ☐ プレゼントのマナー→ p.250
- ☐ お返しのマナー→ p.252

索引

【あ〜お】

挨拶言葉 213
挨拶のタイミング 37
あいづち 128
歩き方のマナー 40
イエス・バット法 141
畏敬の念 18, 19
依頼型 99, 144
インターホン 76, 77
美しいお辞儀 36
美しい言葉遣い 118
美しい座り方 39
美しい立ち姿 38
訴えの多い患者 182
裏を読む 24, 25
噂話 106
上向き表現 138, 139
応接室 49
──の席順 56
狼少年 182
オーバーリアクション 189
お返しのマナー 252
お辞儀の3つの角度 36
おしゃれ 64
お茶を出す 58

【か〜こ】

カ・エ・ス 35
看護の本質 159
髪型 45, 65

上座 56, 58
環境整備 89
看護の仕事の本質 184
患者の視点 62
関心表現 124
環境整備 86
聞き方のマナー 126
危機管理 44
共感点 164
記録 136, 137
クレーマー 111
クレーム 110, 164, 166, 168, 170, 186
敬語 116, 118
敬称 50
携帯電話のマナー 228
化粧 65
謙譲語 116, 117
効果的な質問 131
肯定表現 146, 147
声かけ 94
声美人 32
心配り 15
心を整える 17
個人情報 106
5W2H 170, 171
言葉遣い 118
コミュニケーション 75, 210
──の方法 246

【さ〜そ】

在宅医療……100
時候の挨拶……242
自己実現……98
室温……86
社会環境……12
祝儀……248
出欠はがき……247
受容……128
潤滑油……15
紹介……50
紹介するときの原則……51
上手な聞き方……128
食事の介助……90
職場のマナー……97
食器の並べ方……89
信頼されるナース……82
整理整頓……68, 69, 72
席順……57
接遇……12
絶対に使ってはいけない言葉……166
説明……150
セルフコントロール……39
染毛……65
専門用語……148, 149
相談型……99
尊敬語……116, 117

【た〜と】

第一印象……212
立ち居振る舞い……22
たばこ……185
チームケア……132
チームワーク……132
注意・忠告……162
中座……102
長所……164
手紙……240
──の基本構成……240
──のマナー……240
電話の取り次ぎ……214
電話のマナー……203, 210
ドアの開閉……48
同僚との人間関係……96

【な〜の】

ナースコール……76, 77
内緒話……106
苦手意識……210
人間関係……130
ネイル……65
ノック……84

【は〜ほ】

ハイ！ オアシス……32
発声の基本……114
発展……128
ハ・ナ・シ・カ・タ……157
話し上手は聞き上手……126
人を注意する7つのポイント……163

索引 | 257

病室	72, 84
服装	44
不祝儀	248
プライド	44
プライバシー	73, 92, 106
プラスの印象	105
プレゼント	206
──のマナー	250
文書の基本構成	240, 242
ヘアスタイル	43
返事美人	34
報告	134
ホウレンソウ	132, 133
褒める	160

【ま〜も】

前向きな表現	143
マジックフレーズ	122, 123, 144, 145
マナー	12, 15
マナーモード	103, 229
魔法の言葉	122
見送り	104
水引のマナー	248
身だしなみのマナー	42
見通し	74, 75, 78
名刺	52, 198
──を出す順番	55
名刺交換	54
メールの書き方	236
メールのフォーマット	236
メールのマナー	234
メモ	136, 137
モンスターペイシェント	12, 110, 111

【や〜よ】

休むときのマナー	99
余韻	104
要約	128

【ら〜ろ】

ラポール	158
リネンの交換	88
良好な人間関係	66
療養生活	62
ルール	14

著者プロフィール

関根健夫（せきね　たけお）

昭和30年	東京都大田区出身
昭和54年	武蔵工業大学（現・東京都市大学）工学部建築学科卒業
	藤和不動産株式会社（現・三菱地所レジデンス）にて、企画、開発、営業等の業務を歴任
昭和63年	株式会社アイベック・ビジネス教育研究所を設立
	コミュニケーションに関する調査、研究、指導、教材制作を開始
現在	同社代表取締役
	一般社団法人日本経営協会、株式会社日本経営協会総合研究所専任講師
	株式会社みずほ総合研究所講師
	ＮＴＴ電話応対コンクール審査員
	コミュニケーション能力を、ビジネスの基本能力と捉え、説得力強化、プレゼンテーション能力強化、クレーム対応力強化などをテーマに研修、講演、コンサルティングなどで活躍中。
著書	ナースのためのエクセレントマナーブックⅠ・Ⅱ（中央法規出版）
	ナースのふれあい人間関係学（中央法規出版）
	ナースのためのクレーム対応術（中央法規出版）
	臨機応変　クレーム対応完璧マニュアル（大和出版）
	公務員のためのクレーム対応マニュアル（ぎょうせい）　　他多数

杉山真知子（すぎやま　まちこ）

昭和26年	埼玉県熊谷市出身
昭和45年	埼玉県立熊谷女子高等学校卒業
	民間会社勤務を経て
平成４年	コミュニケーションを中心とした人材開発コンサルタントを開始
平成18年	慶應義塾大学文学部卒業
現在	株式会社アイベック・ビジネス教育研究所常任講師
	「やればできる」という成功への達成感を持つことが、人間として幸福につながることを価値の基本に置き、企業、官公庁、自治体、団体などで研修、講演、調査、コンサルティングを行っている。

連絡先	株式会社アイベック・ビジネス教育研究所
	〒101－0047　東京都千代田区内神田２－９－14　寺本ビル６階
	TEL　03－5294－6855
	URL　http://www.ibec.co.jp/

ナースのためのマナー&接遇術
――看護のこころとセンスを磨く

2012年9月1日 初版発行
2022年11月25日 初版第9刷発行

著　者	関根健夫・杉山真知子
発行者	荘村明彦
発行所	中央法規出版株式会社

　　　　〒110-0016　東京都台東区台東3-29-1　中央法規ビル
　　　　TEL 03-6387-3196
　　　　https://www.chuohoki.co.jp/

印刷・製本	株式会社アルキャスト
装幀デザイン	二ノ宮匡（TYPEFACE）
本文デザイン	中嶋香織
本文イラスト	さとう久美

ISBN978-4-8058-3699-6

定価はカバーに表示してあります。
本書のコピー、スキャン、デジタル化等の無断複製は、著作権法上での例外を除き禁じられています。また、本書を代行業者等の第三者に依頼してコピー、スキャン、デジタル化することは、たとえ個人や家庭内での利用であっても著作権法違反です。

落丁本・乱丁本はお取替えいたします。
本書の内容に関するご質問については、下記URLから「お問い合わせフォーム」にご入力いただきますようお願いいたします。
https://www.chuohoki.co.jp/contact/